Y. Supriya
Sridevi Koduri
Prasanth Kumar Nalli

Imagem da articulação temporomandibular na saúde e na doença

Y. Supriya
Sridevi Koduri
Prasanth Kumar Nalli

Imagem da articulação temporomandibular na saúde e na doença

Técnicas avançadas de diagnóstico e aplicações clínicas na articulação temporomandibular

ScienciaScripts

Imprint

Cover image: www.ingimage.com

This book is a translation from the original published under ISBN 978-620-8-11666-8.

Publisher:
Sciencia Scripts
is a trademark of
Dodo Books Indian Ocean Ltd. and OmniScriptum S.R.L publishing group

120 High Road, East Finchley, London, N2 9ED, United Kingdom
Str. Armeneasca 28/1, office 1, Chisinau MD-2012, Republic of Moldova, Europe
Printed at: see last page
ISBN: 978-620-8-16351-8

Índice

SNO	ABBREVIATIONS	FULL FORM
1.	TMJ	Temporomandibular Joint
2.	CSC	Condylar Secondary Cartilage
3.	SML	Sphenomandibular Ligament
4.	STML	Stylomandibular Ligament
5.	PTML	Pterygomandibular Ligament
6.	TMDs	Temporomandibular Disorders
7.	AAOP	American Academy of Orofacial Pain
8.	IADR	International Association for Dental Research
9.	OPG	Orthopantomogram
10.	SMV	Submentovertex Projection
11.	CT	Computed Tomography
12.	CBCT	Cone Bean Computed Tomography
13.	MRI	Magnetic Resonance Imaging
14.	USG	Ultrasonography
15.	SPECT	Single Position Emission Computed Tomography
16.	PET	Positron Emission Tomography

17.	MDCT	Multi Detector Computed Tomography
18.	DVT	Digital Volumetric Tomography
19.	WHO	World Health Organization
20.	2D	Two - Dimension
21.	3D	Three- Dimension
22.	OSA	Obstructive Sleep Apnoea
23.	SC	Synovial Condrosarcoma
24.	OA	Osteoarthritis
25.	DJD	Degenerative Joint Diseases

Introdução

O sistema estomatognático inclui várias estruturas anatómicas que permitem à boca abrir, engolir, respirar, fonar, sugar e realizar diferentes expressões faciais. Estas estruturas são a articulação temporomandibular (ATM), o maxilar e a mandíbula, os tecidos musculares e os tendões, as arcadas dentárias, as glândulas salivares, bem como o osso hioide e os músculos que ligam a omoplata e o esterno, os músculos do pescoço.

A articulação temporomandibular (ATM) é uma articulação sinovial bilateral essencial para facilitar os intrincados movimentos da mandíbula necessários para a realização das diferentes funções do corpo humano. A articulação é feita na convergência da cabeça do côndilo da mandíbula e da parte escamosa do osso temporal, que se encontra no interior de uma cápsula fibrosa protetora.[1] Este sistema articular, que inclui a própria ATM, juntamente com os dentes e os tecidos moles circundantes, desempenha um papel importante em várias funções fisiológicas essenciais.

Através da sua interação perfeita com a dentição e os tecidos moles, a ATM ajuda a realizar actividades como a mastigação, a fala, a deglutição, as expressões faciais, o apoio aos dentes e o alinhamento da mordida, a postura, o movimento da cabeça e a respiração. Esta coordenação complexa é um testemunho da manutenção da funcionalidade harmoniosa das regiões oral e facial, contribuindo assim significativamente para o bem-estar geral.

A articulação temporomandibular (ATM) é classificada como uma articulação **Ginglymodiarthrodial**, denotando o seu movimento de rotação no plano sagital e um movimento de translação distinto ao longo do seu eixo [2]. Este movimento de translação aumenta a amplitude global de movimento .[3] Estes movimentos dinâmicos são regulados por uma combinação de factores passivos e pela tensão exercida pelos ligamentos e músculos.

Os métodos de exame adequados devem ser capazes de distinguir a ATM normal, incluindo as variações e as doenças/perturbações que afectam o complexo da ATM. Este objetivo pode ser alcançado através de uma história, de um exame físico e de exames adequados. Nas investigações, a imagiologia desempenha um papel importante não só na corroboração dos achados clínicos, mas também no controlo da integridade das estruturas normais e na identificação de anomalias. Salienta-se a importância de tornar visíveis os aspectos invisíveis através da imagiologia, uma vez que esta ajuda a determinar a extensão da doença, a monitorizar a sua progressão e a avaliar os efeitos do tratamento.

Assim, esta Dissertação de Biblioteca foi meticulosamente planeada para avaliar a ATM, através de imagens que cobrem a ATM em saúde, as suas variações anatómicas e a articulação em condições patológicas. Examina várias condições e distúrbios que afectam a ATM, lançando luz sobre as suas manifestações e efeitos. Através de uma exploração minuciosa destas facetas, a dissertação procura contribuir com conhecimentos valiosos para a compreensão dos distúrbios relacionados com a ATM.

Desenvolvimento

A ATM origina-se do mesênquima da crista neural que migra ventralmente para formar o primeiro arco faríngeo (mandibular) durante a 4th semana. A ATM é uma articulação sinovial única, uma vez que se desenvolve a partir de três condensações mesenquimatosas separadas de ambos os lados, que representam a fossa glenoide do osso temporal, o processo condilar do ramo mandibular e o disco articular, como se pode ver na (Fig. 1). Esta complexidade reflecte o facto de a ATM ser uma articulação secundária com uma superfície articular periosteal, o que lhe confere um potencial regenerativo. [4]

Em contrapartida, as outras articulações sinoviais, como a articulação do joelho, seguem uma via de desenvolvimento diferente. No joelho, a articulação aparece inicialmente como uma interzona dentro de uma única condensação de cartilagem. Os bordos do mesênquima da interzona formam as superfícies articulares dos ossos adjacentes que constituem a articulação, enquanto o resto das células da interzona sofrem apoptose.

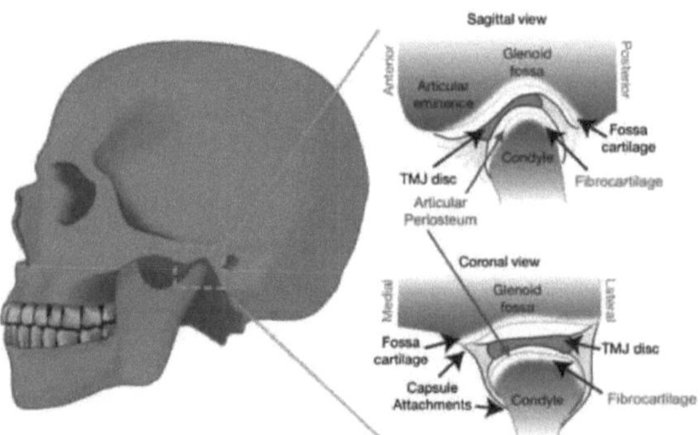

Figura 1: ATM mostrada em vista sagital e coronal

Durante a quarta semana de desenvolvimento embrionário, o mesênquima da crista neural migra para formar os primeiros arcos branquiais (mandibulares) em torno da região estomodeal em perspetiva. A metade dorsal do arco dá origem ao processo maxilar e a metade ventral ao processo mandibular. Dentro do processo mandibular, a cartilagem de Meckel desenvolve-se entre a 8ª e a 16ª semanas.[5] A cartilagem de Meckel estende-se dorsalmente para fora do processo mandibular, formando o processo timpânico, como se mostra na (Fig. 2). A extremidade do processo timpânico torna-se mais espessa no primórdio do martelo, que se articula com a bigorna primordial, desenvolvendo-se a partir de uma condensação mesenquimatosa separada.

O martelo separa-se posteriormente da cartilagem de Meckel e ossifica-se quando em contacto com a superfície lateral da membrana timpânica do ouvido, formando assim uma articulação sinovial medialmente com a bigorna.

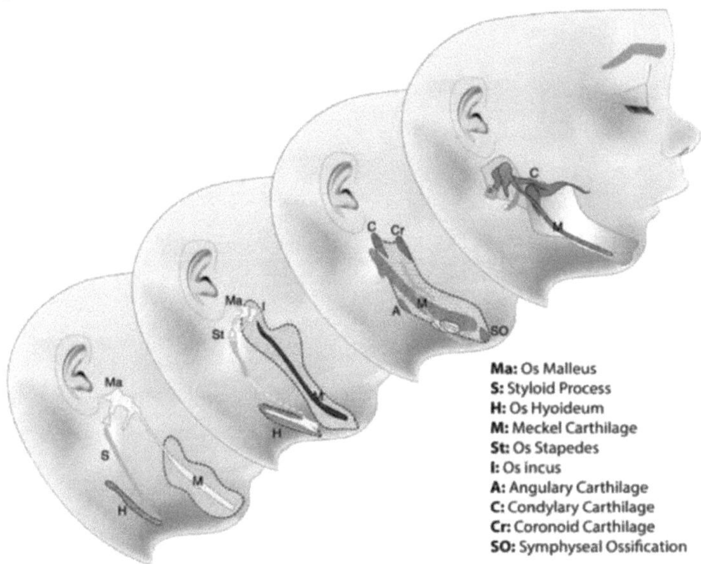

Figura 2: Vista lateral da cabeça e da face nos estádios de desenvolvimento embriológico

No processo mandibular, a formação óssea intramembranosa substitui a cartilagem de Meckel. Durante este período, um blastema que forma a cartilagem secundária condilar (CSC) desenvolve-se sob o periósteo a partir da superfície ramal do corpo mandibular em desenvolvimento. A figura (3.a.) ilustra o desenvolvimento do côndilo mandibular. O blastema secundário de cartilagem que forma o ramo e o côndilo surge por volta das 6 semanas in utero, a partir da superfície medial do osso intramembranoso do corpo mandibular primordial (Fig. 3.a). Note-se que o blastema se origina no espaço subperiosteal a partir de células perivasculares osteogénicas, pelo que a cartilagem secundária é coberta por periósteo (contorno azul) ao longo do seu desenvolvimento.[4]

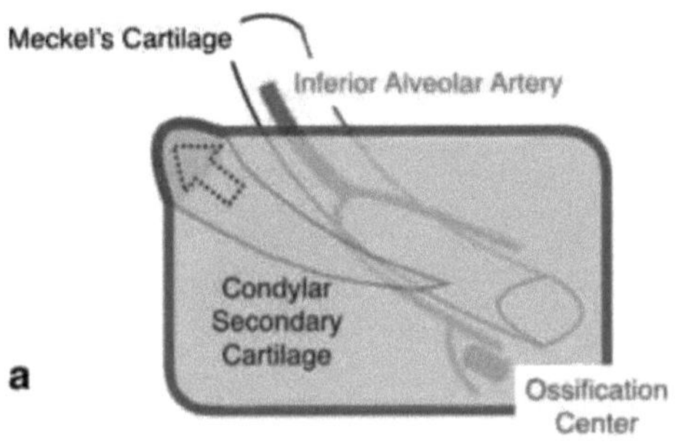

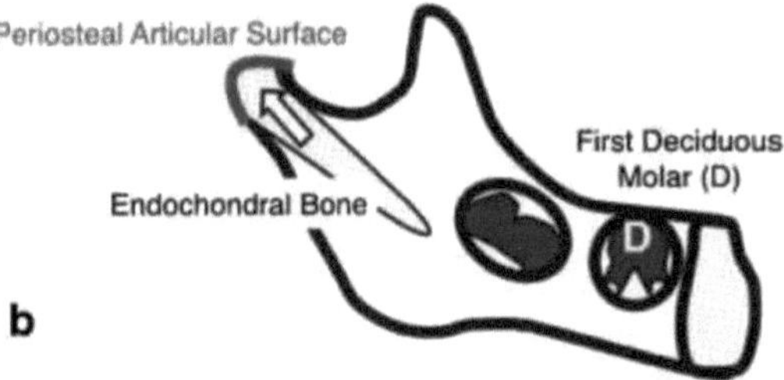

Figura 3: Biomecânica do desenvolvimento mandibular para o lado direito: a. Às 6-8 semanas, a formação óssea começa no centro de ossificação e cresce numa placa de osso (cinzento) rodeada por um periósteo (linha azul). b. Das 8-20 semanas, o côndilo cresce numa direção superior e inferior. O côndilo tem uma superfície articular periosteal (linha azul) com uma fibrocartilagem subjacente.

Com cerca de 20 semanas, o **côndilo em forma de cenoura** é formado (seta na Fig. 3.b.) através de cartilagem secundária que é mineralizada para formar o osso endocondral que compõe uma porção substancial do ramo subcondilar. A superfície articular periosteal do côndilo mandibular é composta pelas camadas fibrosa e cambial do periósteo com uma almofada subjacente de fibrocartilagem [5]. Note-se que os botões para os molares decíduos são formados ao mesmo tempo que o côndilo (Fig. 3.b.) [4]

A extremidade proximal do CSC coberta por periósteo cresce dorsalmente em direção à fossa glenoide do osso temporal, formando assim o ramo mandibular e, posteriormente, os processos coronoide e condilar. O componente de crescimento ativo do processo condilar é uma cartilagem secundária derivada das células periosteais mediais que expressam tenascina-C do ramo mandibular, que sofrerá ossificação endocondral.[6]

A ATM humana desenvolve-se em três fases entre a 7ª e a 20ª semana. As três fases são

Fase blastémica: Inicia-se na sétima/oitava semana de gestação, onde ocorre a formação da fossa glenoide e do blastema condilar (conjunto de células que permanecem muito tempo indiferenciadas e que, proliferando, dão origem a esboços de órgãos)(.Fig:4.b)

Fase de cavitação: Inicia-se a formação do espaço articular inferior. Os blastemas começam a diferenciar-se em múltiplas camadas, para formar a camada sinovial inferior e a cartilagem condilar entre a nona e a décima semanas de gestação (Fig: 4.c).

Fase de maturação: O espaço articular superior começa a formar-se por volta da décima primeira semana de gestação. Por volta das 17 semanas, forma-se a cápsula articular e, entre as 19 e as 20 semanas, dá-se o desenvolvimento da cartilagem no interior da cápsula. A ATM continuará a formar-se até ao nascimento do bebé.[8] Fig : 4.d.)

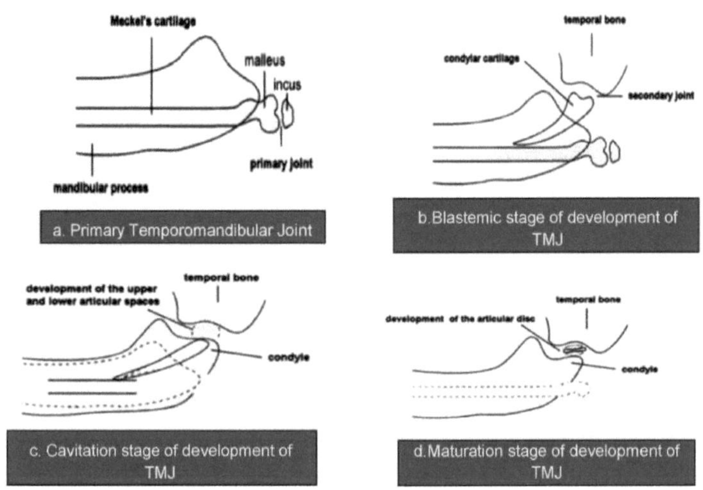

Figura 4: Fases de desenvolvimento da articulação temporomandibular

Ao nascimento, a criança tem uma fossa glenoide mais gorda e uma cápsula solta com ausência de cartilagem; em vez disso, estará presente um tecido conjuntivo fibroso. À medida que a criança cresce, entre os 5 e os 10 anos de idade, os côndilos desenvolvem-se no sentido posterior, lateral e ascendente, formando uma arquitetura articular morfológica e histologicamente adulta. [9]

Tabela 1: Eventos no desenvolvimento da ATM e suas estruturas circundantes [8]

Development in a week(s) post-conception	Embryonic development
6th week	First appearance of membranous bone formation lateral to Meckel's cartilage which forms the initial mandibular body and ramus.
6th to 7th week	The first sign of the temporal muscle primordium
7 and half weeks	• Apearance of a biconcave articular disc suggestive of genetic determination and not by functional shaping. • It is sub- divided into superior, intermediate, and inferior laminae • The disc is continuous ventrally with the tendon of the lateral pterygoid • The dorsal aspect sub-divides its attachments into the superior lamina which follows the outline of the squamous temporal bone, and inserts in the region of the petro-squamous fissure • Intermediate lamina continues into the middle ear through the petrotympanic fissure where it inserts into the malleus and anterior ligament of the malleus (disco-malleolar ligament) • Inferior lamina curves caudally and inserts into the dorsal aspect of the mandibular condyle
8th weeks	• Development of lateral pterygoid muscle medial to the future condylar area. • Development of masseter muscle

10th week	Development of two clefts form the two joint cavities thereby defining the intervening articular disc • Mesenchyme between the superior and inferior TMJ spaces condenses to the TMJ disc • The inferior compartment forms first, separating the future disc from the developing condyle • At this stage, there is the first appearance of condylar cartilage • Identification of upper/lower parts of lateral pterygoid muscle • The inferior compartment forms first, separating the future disc from the developing condyle • At this stage, there is the first appearance of condylar cartilage • Identification of upper/lower parts of lateral pterygoid muscle
11th week	• Appearance of joint capsule made up of fibrous tissue forms the lateral TMJ ligament
11 and half weeks	The initial appearance of the upper joint compartment • Cavitation is caused by degradation rather than by enzymic liquefaction/cell death
Requisites for joint cavitations (at 11 and a half weeks)	1. Synovial-membrane invasion • Synovial fuid production lubricates movements in the joint 2. Muscle movement • Connective tissues separating the discrete small spaces should be ruptured for the spaces to coalesce forming the functional cavities • Functional pressures add to the contouring of the articulating surfaces
10th to 12th week	• Accessory condylar cartilage develops as initial blastema • The temporal articular fossa progressively assumes its definitive concave shape • The initially wide intervening mesenchyme is narrowed by condylar growth and differentiates into layers of fibrous tissue
By 12th week	• Endochondral ossification and cartilaginous growth

Anatomia

A ATM é uma articulação sinovial do tipo condilar.

A articulação temporomandibular (ATM) é uma articulação diartrótica ou sinovial onde a fossa glenoide (fossa mandibular) do osso temporal se articula com o côndilo mandibular. A ATM é considerada uma **articulação ginglymoarthrodial**, um termo que deriva de ginglymus, que significa uma articulação em dobradiça, permitindo o movimento apenas para trás e para a frente num plano, e arthrodial, que significa uma articulação que permite um movimento de deslizamento das superfícies.[11]

A ATM é composta por uma cápsula fibrosa, disco articular, superfícies articulares, côndilo mandibular, líquido sinovial, membrana sinovial e ligamentos (Fig. 5).

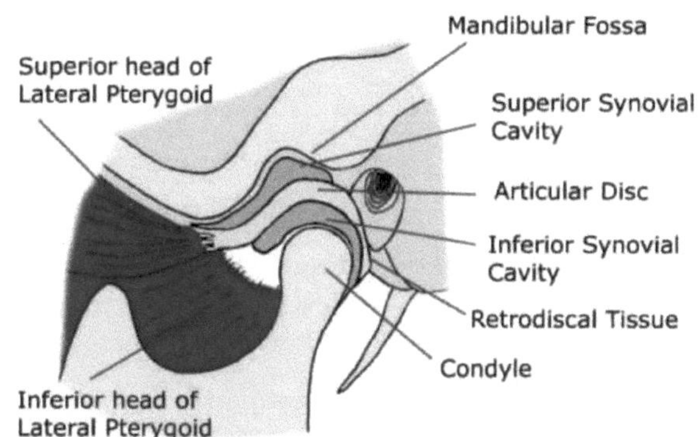

Figura 5: ANATOMIA DA ARTICULAÇÃO TEMPOROMANDIBULAR

CÁPSULA FIBROSA

A parte inferior da articulação está rodeada por fibras apertadas, que fixam o côndilo da mandíbula ao disco (ligamento colateral). A parte superior da articulação está rodeada por fibras soltas, que fixam o disco ao osso temporal (Fig. 6). Assim, o disco articular está ligado separadamente ao osso temporal e ao côndilo mandibular, formando duas cápsulas articulares. Essas fixações estabilizam o disco, mas permitem a rotação sobre o côndilo. As fibras mais longas que unem o côndilo diretamente ao osso temporal podem ser consideradas como reforço. A cápsula está ligada acima ao bordo anterior do plano pré-glenoide, posteriormente aos lábios da fissura escamotímpano, entre estes aos bordos da fossa articular, e abaixo à periferia do colo da mandíbula. [11]

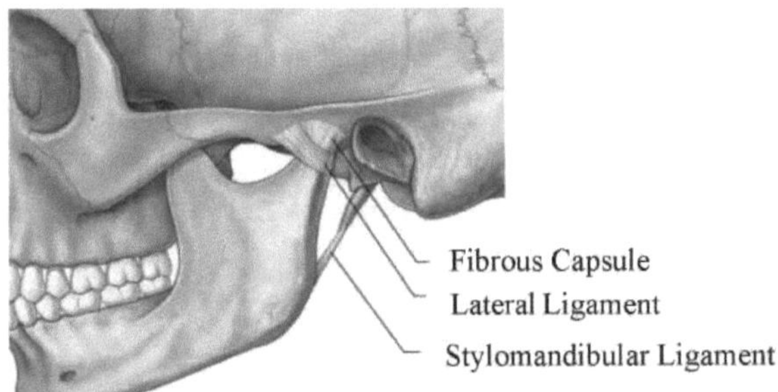

Figura 6: Aspeto lateral da articulação temporomandibular esquerda

LIGAMENTOS

Um ligamento é o tecido conjuntivo fibroso que liga os ossos a outros ossos. Não participam ativamente na função da articulação, mas actuam como um dispositivo de restrição passivo para limitar e restringir os movimentos da borda. Os ligamentos da ATM incluem:

Ligamento temporomandibular (lateral)

O ligamento temporomandibular largo, que reforça a cápsula articular lateralmente, está fixado acima do tubérculo articular na raiz do processo zigomático do osso temporal (ver Fig. 6). Estende-se para baixo e para trás num ângulo de aproximadamente 45° em relação à horizontal, para se fixar na superfície lateral e na borda posterior do colo do côndilo, profundamente à glândula parótida. Uma banda curta, quase horizontal, de colagénio liga o tubérculo articular à frente ao pólo lateral do côndilo atrás. Pode funcionar para evitar a deslocação posterior do côndilo em repouso e também inicia a translação do côndilo aquando da abertura da boca. [12]

Ligamento esfenomandibular

O ligamento esfenomandibular (LME) é um resíduo da cartilagem de Meckel. Tem origem na espinha esfenoidal (de onde também se origina o ligamento pterigoespinhoso) e, no seu trajeto em direção à mandíbula, insere-se na parede medial da cápsula articular da ATM. 3[1]

Através da fissura petrotimpânica, envolve o martelo e forma algumas fibras do ligamento anterior do martelo. Continua a sua descida para se fixar na língula da mandíbula (esfenoide, ouvido médio, maxilar).

O nervo milo-hióideo e vários vasos atravessam o ligamento; tem contacto com a fáscia pterigomandibular. Está em relação superior e lateral com o músculo pterigoide lateral, a artéria maxilar interna e o nervo auriculotemporal, o nervo alveolar inferior e a artéria meníngea medial. A sua principal função é proteger a ATM de uma translação excessiva do côndilo, após 10 graus de abertura da boca. [14]

Ligamento estilomandibular :

O ligamento estilomandibular (LME) surge a partir do processo estiloide do osso temporal até à margem posterior da mandíbula ou do ângulo da mandíbula. É considerado um espessamento da fáscia cervical profunda (em particular da fáscia parotídea). Serve para limitar a protrusão excessiva da mandíbula. A sua derivação embriológica diz respeito ao primeiro e segundo arcos branquiais, dos quais derivará o estribo do ouvido médio (através da cartilagem de Reichert). No seu trajeto, cobre a porção interna do músculo pterigóideo medial. [15]

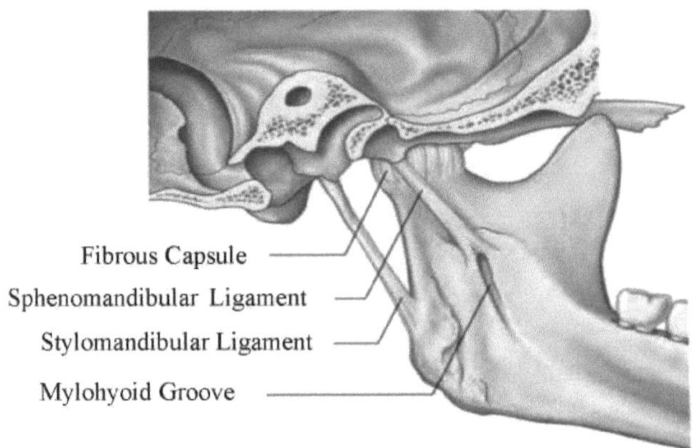

Fig ura 7: Aspeto medial da articulação temporomandibular esquerda

Ligamento pterigomandibular

O ligamento pterigomandibular ou rafe (LPMT) é um espessamento da fáscia bucofaríngea. Surge a partir do ápice do hamulus do plano pterigoide interno do crânio até à zona posterior do trígono retromolar do osso mandibular. Alguns músculos estão em contacto com o PTML: o músculo bucinador (anterior) e o músculo constritor da faringe (posterior). Embriologicamente, o ligamento deriva da conexão mesenquimal de dois arcos branquiais (primeiro e segundo). O PTML limita os movimentos excessivos da mandíbula.[16]

Pinto ou ligamento maleolomandibular ou discomalleolar

Do ponto de vista embriológico, deriva da porção timpânica. O ligamento tem duas porções. A primeira diz respeito ao ouvido médio, envolve o martelo relativamente ao ligamento anterior do martelo; a segunda envolve a zona extra-timpânica, ou seja, a porção da cápsula articular da ATM, póstero-superior, em contacto com os tecidos retro-discais (passando pela fissura petro-timpânica). 7[1]

A sua função é dupla. Para a ATM, protege a membrana sinovial relativamente às tensões das estruturas circundantes. Para o ouvido médio, parece gerir ou influenciar a pressão adequada para esta zona do ouvido.

Ligamento colateral

Consiste em 2 feixes de fibras simétricas que se originam ao nível da fáscia intermédia do disco articular e se inserem nos pólos medial e lateral do côndilo mandibular. Serve para fixar o disco ao côndilo.[17]

DISCO ARTICULAR

O disco articular é uma estrutura oval bicôncava - interposta entre o côndilo e o osso temporal. É constituído por tecido fibrocartilagíneo que é avascular, hialino e desprovido de tecidos nervosos na área central, mas tem vasos e nervos na área periférica. A sua matriz extracelular é maioritariamente constituída por colagénio I e elastina. O colagénio I ajuda o disco a resistir a forças de tração, enquanto a elastina o ajuda a manter a sua forma após a deformação.[11] O disco é composto por uma extensão anterior, uma banda espessa anterior, uma zona intermédia (superfície articular), uma zona espessa posterior e uma região bilaminar.

O disco representa a inserção primitiva degenerada do pterigoide lateral. É mais espesso medialmente do que lateralmente e a forma do disco é determinada pela morfologia do côndilo e da fossa mandibular. (Fig. 8)

As funções do disco intra-articular incluem:

- Criar congruência articular
- Absorver e distribuir a carga por áreas maiores, de modo a evitar danos nas superfícies articulares.

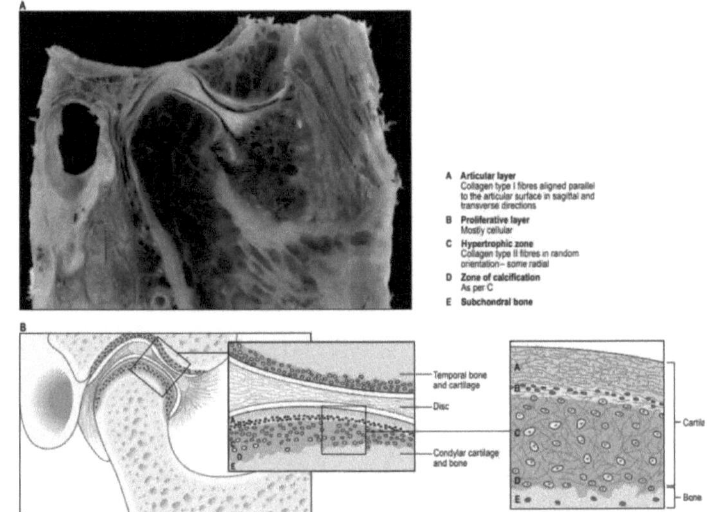

Figura 8: Secções sagitais da articulação temporomandibular direita A, Relação entre o meato acústico externo e o côndilo mandibular. B, Microestrutura da cartilagem condilar.

ACESSÓRIOS DO DISCO

Posteriormente:

i. O tecido retrodiscal tem uma ligação posterior altamente vascularizada
ii. Lâmina retrodiscal superior - fibras elásticas
iii. Lâmina retrodiscal inferior - fibras de colagénio
iv. Restante - grande plexo venoso que se enche de sangue à medida que o côndilo avança (Fig. 9).

Anteriormente :

i. Fixação superior: a superfície articular do osso temporal

ii. Fixação inferior: a superfície articular do côndilo

iii. Entre a fixação do ligamento capsular: músculos pterigóides laterais superiores

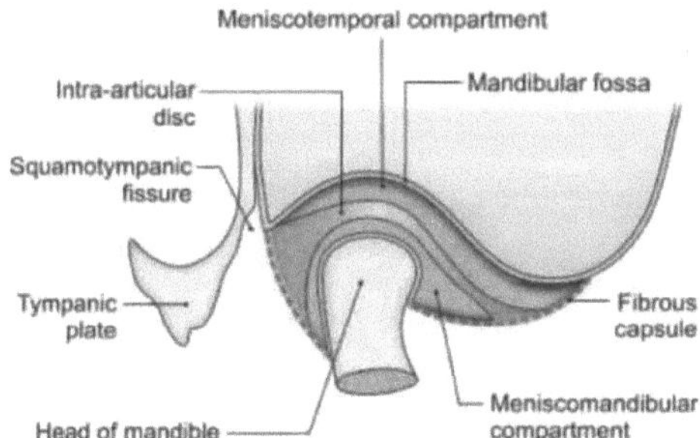

Figura 9: Ligações do disco articular da ATM Sinóvia/Membrana sinovial

O tecido sinovial é um tecido conjuntivo vascular que reveste a cápsula articular fibrosa e se estende até aos limites das superfícies articulares. Este revestimento, juntamente com uma franja sinovial especializada localizada no limite anterior dos tecidos retrodiscais, produz o líquido sinovial, que preenche ambas as cavidades articulares. O líquido sinovial é um filtrado do plasma com adição de mucinas e proteínas. '[810]

Conteúdo do líquido sinovial

Células: Monócitos, linfócitos, células sinoviais livres e, ocasionalmente, PMNs.

Químicos, o hialuronato é um glucosaminoglicano (GAG), que dá viscosidade ao líquido sinovial, atrai água e sais para a cavidade. [11]

O líquido sinovial tem dois objectivos:

1. Meio para fornecer necessidades metabólicas à superfície articular não vascular da articulação.
2. Lubrificante entre as superfícies articulares durante a função.

Os dois mecanismos pelos quais o líquido sinovial lubrifica são 1.

Lubrificação de fronteira 2. Lubrificação por escoamento.

1. Lubrificação de fronteira: Ocorre quando uma articulação é movimentada e o líquido sinovial é forçado de uma área da cavidade para outra. O líquido sinovial localizado nas áreas de fronteira ou recesso é forçado sobre a superfície articular, proporcionando assim lubrificação.

2. Lubrificação por escoamento: capacidade das superfícies articulares de absorverem uma pequena quantidade de líquido sinovial. Durante o funcionamento de uma articulação, são criadas forças entre as superfícies articulares. Estas forças conduzem uma pequena quantidade de líquido sinovial para dentro e para fora dos tecidos articulares. Este é o mecanismo pelo qual ocorre a troca metabólica.

Assim, sob forças de compressão, é libertada uma pequena quantidade de líquido sinovial. Este líquido sinovial actua como um lubrificante entre os tecidos articulares para evitar a aderência. A lubrificação por escoamento ajuda a eliminar o atrito numa articulação comprimida, mas não numa articulação em movimento. Apenas uma pequena quantidade de fricção é eliminada pela lubrificação por libertação. Por conseguinte, as forças de compressão prolongadas sobre as superfícies articulares esgotam este fornecimento.

SUPERFÍCIES ARTICULARES

As principais superfícies articulares da articulação temporomandibular são as superfícies anterior e superior do côndilo mandibular e a eminência articular e o plano pré-glenoide do osso temporal escamoso (Fig. 10). A cobertura fibrocartilaginosa do côndilo mandibular é descrita como tendo quatro camadas distintas:

Camada superficial:

- Composto por fibras de colagénio de tipo I densamente compactadas □ Dispostas na sua maioria paralelamente à superfície articular.

- Alinhado na direção antero-posterior.
- Visível como estria na artroscopia Camada proliferativa:
- Uma camada celular fina que é contínua com a camada cambial do periósteo para além das margens da articulação.

Camada hipertrófica:

- Rico em matriz intercelular.
- Contém condrócitos dispersos em toda a sua profundidade
- Fibras de colagénio tipo II orientadas aleatoriamente

Zona de calcificação:

- Localizado imediatamente acima do osso subcondral.

O número de condrócitos na zona hipertrófica diminui com a idade. As células mesenquimatosas indiferenciadas são identificadas em espécimes post-mortem de todas as idades. Indicou uma capacidade de proliferação e reparação na cartilagem condilar.

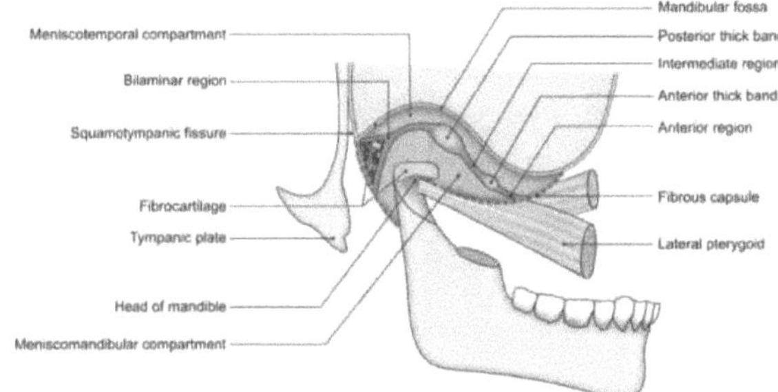

Figura 10: Superfície articular da ATM

Relações da articulação temporomandibular:

A. Lateral

a. Pele e fáscia

b. Glândula parótida

c. Ramos temporais do nervo facial

B. Medial

a. Placa timpânica

b. Coluna vertebral do esfenoide

c. Nervos auriculotemporal e corda do tímpano

d. Artéria meníngea média

C. Anterior

a. Pterigoide lateral b.Nervo e artéria masséteres

D. Posterior

a. Glândula parótida

b. Vasos temporais superficiais

c. Nervo auriculotemporal

E. Superior

a. Fossa craniana média

b. Vasos da meninge média

F. Inferior

a. Artéria e veia maxilares

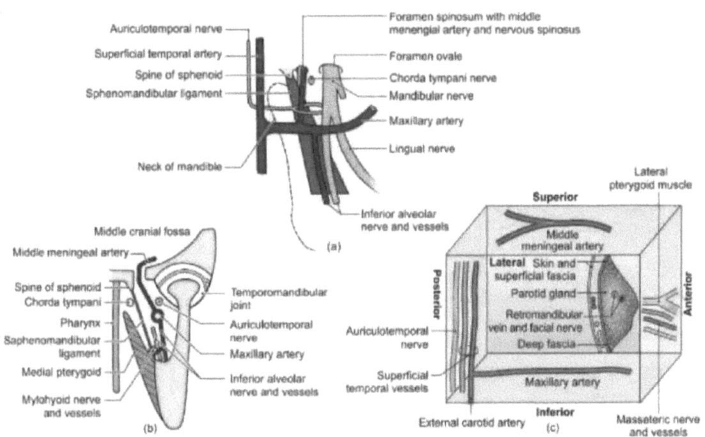

Figura 11: (a e b) Relações superficiais do ligamento esfenomandibular vistas após a remoção do Pterigoide Lateral; Relações mediais da articulação temporomandibular; (c) Mostra outras relações da articulação.[11]

Anexos:

A ATM está direta ou indiretamente ligada ou relacionada com os músculos que ajudam principalmente na mastigação, designados por músculos da mastigação: Masseter, Temporal, Pterigoide Medial e Lateral, incluindo os músculos acessórios. [11]

Masseter

O masseter é um dos músculos da mastigação, responsável pelo movimento da mandíbula durante actividades como a mastigação.

Camada superficial:

Origem: Surge de uma aponeurose espessa do processo maxilar do osso zigomático e dos dois terços anteriores da borda inferior do arco zigomático.

Inserção: Fixa-se no ângulo e na metade posterior inferior da superfície lateral do ramo mandibular. (Fig. 12)

Orientação das fibras: As fibras passam para baixo e para trás num ângulo de aproximadamente 10° em relação à vertical.

Camada intermédia:

Origem: Surge da face medial dos dois terços anteriores do arco zigomático e do bordo inferior do terço posterior deste arco.

Inserção: Insere-se na parte central do ramo mandibular.

Camada profunda:

Origem: Surge da superfície profunda do arco zigomático.

Inserção: Insere-se na parte superior do ramo mandibular e no seu processo coronoide.

Orientação das fibras: As fibras profundas correm verticalmente e são evidentes imediatamente antes da articulação temporomandibular.

Relações

Relações superficiais :

Pele, platisma, risorius, zigomático maior, glândula e ducto parotídeos, ramos do nervo facial e ramos faciais transversais dos vasos temporais superficiais.

Relações profundas: O Temporalis e o ramo da mandíbula encontram-se profundamente ao masseter

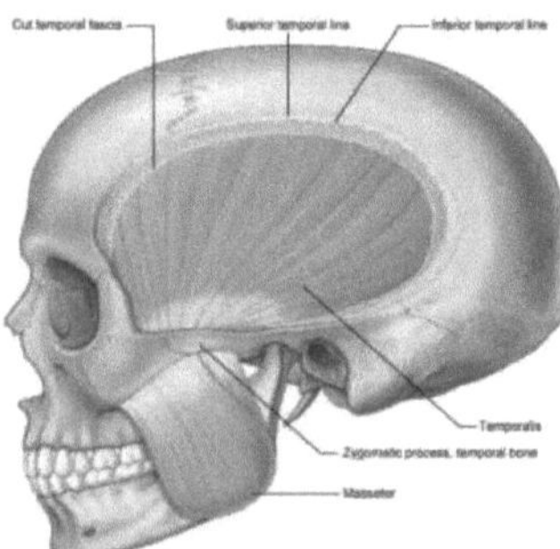

Figura 12: Músculo masseter

Margens e separação

- A margem anterior do masseter está separada do bucinador e do ramo bucal do nervo mandibular por uma almofada bucal de gordura e é atravessada pela veia facial.

- A margem posterior do músculo é sobreposta pela glândula parótida.

Fornecimento vascular

O masseter é irrigado pelo ramo massetérico da artéria maxilar, pela artéria facial e pelo ramo facial transverso da artéria temporal superficial.

Inervação

O masseter é irrigado pelo ramo massetérico do tronco anterior do nervo mandibular

Acções

O masséter eleva a mandíbula para ocluir os dentes na mastigação e tem um pequeno efeito nos movimentos lado a lado, na protracção e na retração. A sua atividade eléctrica na posição de repouso da mandíbula é mínima.

Temporal

Origem

O temporal origina-se de toda a fossa temporal (exceto a parte formada pelo osso zigomático) até à linha temporal inferior. Também se origina da superfície profunda da fáscia temporal.

Tendão e inserção

As fibras musculares do temporal convergem e descem para um tendão. Este tendão passa através do espaço entre o arco zigomático e o lado do crânio. O Temporalis está ligado à superfície medial, ao ápice, às bordas anterior e posterior do processo coronoide e à borda anterior do ramo mandibular, estendendo-se quase até o terceiro molar (Fig. 13).

Orientação da fibra

As fibras do músculo temporal têm diferentes orientações. As fibras anteriores são verticais, as fibras mais posteriores são quase horizontais e as fibras intermédias têm graus intermédios de obliquidade, formando um padrão em leque.

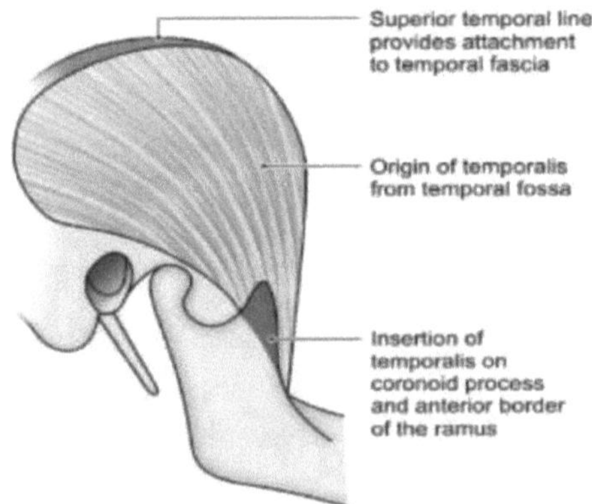

Figura 13 : Origem e Inserção do Músculo Temporal

Relações

Superficial: Pele, auriculares anterior e superior, fáscia temporal, vasos temporais superficiais, nervo auriculotemporal, ramos temporais do nervo facial, nervo zigomaticotemporal, aponeurose epicraniana, arco zigomático e músculo masseter.

Posterior:

A fossa temporal acima e os principais componentes da fossa

infratemporal abaixo. Atrás do tendão do músculo, o nervo masséter e os vasos atravessam a incisura mandibular. A borda anterior é separada do osso zigomático por uma massa de gordura.

Suprimento vascular :

- **Ramos temporais profundos da segunda parte da artéria maxilar:**

  Estes ramos irrigam a parte profunda do músculo temporal.

- **O temporal médio ramifica-se a partir da artéria temporal superficial:**

  Estes ramos entram na face lateral do músculo temporal.

- **Suprimento arterial específico para diferentes partes do músculo:**

  Artéria Temporal Profunda Anterior: supre 20% do músculo anteriormente;

  Artéria Temporal Profunda Posterior: Entra na porção média do músculo, fornecendo 40% do músculo na região média.

  Artéria Temporal Média: Entra no músculo posteriormente, irrigando 40% do músculo na sua região posterior.

- Anastomoses vasculares:

Esta rede de vasos interconectados ajuda a assegurar um fornecimento de sangue robusto ao músculo, fornecendo oxigénio e nutrientes e ajudando na remoção de produtos residuais.

Inervação

O Temporalis é irrigado pelos ramos temporais profundos anterior, médio e posterior do tronco anterior do nervo mandibular.

Acções

1. **Eleva a mandíbula:**
A ação primária do Temporalis é elevar a mandíbula, fechando assim a boca e aproximando os dentes. Este movimento requer tanto a tração para cima das fibras anteriores como a tração para trás das fibras posteriores, porque a cabeça do côndilo mandibular repousa sobre a eminência articular quando a boca está aberta.

2. **Contribui para os movimentos de retificação de lado a lado :**

O músculo também contribui para os movimentos de trituração lateral da mandíbula durante a mastigação.

3. **Retração da mandíbula :**

As fibras posteriores do músculo, que são quase horizontais, desempenham um papel fundamental na retração da mandíbula depois de esta ter sido protruída. A retrusão mandibular refere-se ao movimento para trás do maxilar inferior.

Pterigoide lateral

Estrutura:

- O músculo pterigóideo lateral é curto e espesso.
- É composto por duas partes: uma cabeça superior e uma cabeça inferior.

Origem :

- Cabeça superior: Surge da superfície infratemporal e da crista infratemporal da asa maior do osso esfenoide.
- Cabeça inferior: Surge da superfície lateral da placa pterigoide lateral.[7]

Convergência e inserção :

- As fibras das duas origens convergem e passam para trás e lateralmente.
- O músculo é inserido numa depressão na parte da frente do colo da mandíbula, conhecida como fóvea pterigoide.

Ligações da articulação temporomandibular :

- Parte da cabeça superior pode estar ligada à cápsula da articulação temporomandibular.
- Pode também estar ligado aos bordos anterior e medial do disco articular da articulação temporomandibular.

Arranjos Pennate:

- Ao contrário de alguns outros músculos da mastigação, o pterigóideo lateral não é penado. Os músculos penados têm fibras que se ligam obliquamente ao tendão, enquanto os músculos não penados têm fibras que correm mais paralelamente ao tendão.

Órgãos dos tendões de Golgi :

- Ao contrário de outros músculos, o pterigóideo lateral não tem um número significativo de órgãos tendinosos de Golgi associados aos seus anexos. Os órgãos tendinosos de Golgi são receptores sensoriais que são sensíveis a alterações na tensão muscular.

Relações:

Relações superficiais :

- O ramo mandibular e o masseter são relações superficiais do músculo pterigóideo lateral. O ramo mandibular faz parte do osso maxilar e o masséter é um dos músculos da mastigação.

- A artéria maxilar, que pode atravessar o músculo de forma profunda ou superficial, é outra relação superficial.
- A cabeça superficial do pterigoide medial e o tendão do temporal são também mencionados como relações superficiais.

Relações profundas :

- Profundamente ao músculo pterigoide lateral estão a cabeça profunda do pterigoide medial, o ligamento esfenomandibular, a artéria meníngea média e o nervo mandibular.

Relações na fronteira superior :

- O bordo superior do músculo pterigóideo lateral está relacionado com os ramos temporal e massetérico do nervo mandibular.

Relações fronteiriças inferiores :

- O bordo inferior do músculo está relacionado com os nervos lingual e alveolar inferior.

Estruturas que atravessam o intervalo entre as duas cabeças:

- O nervo bucal e a artéria maxilar passam entre as duas cabeças do músculo pterigóideo lateral.

Fornecimento vascular

O pterigoide lateral é suprido por ramos pterigóides da artéria maxilar que se desprendem quando a artéria atravessa o músculo e pelo ramo palatino ascendente da artéria facial.

Inervação

Os nervos para o pterigóideo lateral (um para cada cabeça) nascem do tronco anterior do nervo mandibular, profundamente ao músculo. A cabeça superior e a parte lateral da cabeça inferior recebem a sua inervação de um ramo proveniente do nervo bucal. No entanto, a parte medial da cabeça inferior tem um ramo que surge diretamente do tronco anterior do nervo mandibular.

Acções:

1. **Abertura mandibular :**
   - As fibras orientadas horizontalmente do pterigoide lateral têm um papel especializado na abertura mandibular.
   - Quando os músculos pterigóides laterais esquerdo e direito se contraem em conjunto, o côndilo é puxado para a frente e ligeiramente para baixo, ajudando na abertura da mandíbula.
2. **Movimento Protrusivo :**
   - O movimento protrusivo criado pela contração simultânea de ambos os músculos pterigóides laterais tem pouca função por si só, exceto a de ajudar na abertura da mandíbula.
3. **Músculos de abertura da mandíbula :**
   - O digástrico e o geniohióideo são mencionados como os principais músculos para a abertura da mandíbula.
   - Quando actuam isoladamente, os músculos digástrico e genio-hióideo rodam a mandíbula para abrir, desde que outros músculos ligados ao hioide impeçam que este seja puxado para a frente.
4. **Contração única do pterigoide lateral:**
   - Se apenas um pterigoide lateral se contrai, a mandíbula roda em torno de um eixo vertical que passa aproximadamente pelo côndilo oposto e é puxada medialmente para o lado oposto.
   - Esta contração, juntamente com o pterigoide medial adjacente, fornece uma forte componente de força dirigida medialmente,

utilizada ao triturar alimentos entre dentes do mesmo lado.

5. **Papel da cabeça inferior do pterigoide lateral :**

   - A cabeça inferior do pterigoide lateral é destacada como tendo uma função essencial, particularmente na força dirigida medialmente durante a trituração de alimentos no mesmo lado.

6. **Inervação recíproca das cabeças superior e inferior:**

   - Estudos electromiográficos demonstraram que as cabeças superior e inferior do pterigoide lateral são reciprocamente inervadas.
   - A cabeça inferior contrai-se durante a abertura da boca, enquanto a cabeça superior relaxa, e a situação inverte-se durante o fecho.

7. **Função de estabilização durante o fecho :**

   - A cabeça superior do pterigoide lateral desempenha um papel crucial na estabilização da cabeça do côndilo contra a eminência articular durante o fecho, especialmente durante a mordedura e a mastigação.
   - Esta estabilização impede que a tração para trás do músculo temporal puxe o côndilo para trás durante o encerramento da mandíbula.

Pterigoide medial

Estrutura :

- O pterigóideo medial é um músculo espesso e quadrilateral.
- Tem duas cabeças de origem.

Orientação das fibras :

- As fibras musculares descem posteroinferiormente num ângulo de cerca de 10° em relação à vertical.
- No plano coronal, forma um ângulo de 30° com o ramo.

Sentimentos profundos e superficiais:

- O componente principal é a cabeça profunda, que se origina da superfície medial da placa pterigóidea lateral do osso esfenoide.
- A cabeça pequena e superficial nasce da tuberosidade maxilar e do processo piramidal do osso palatino.

Inserção:

- Superfície medial da Angle e do ramo adjacente da mandíbula.

Relações:

Relações superficiais :

A parte superior do músculo está separada do músculo pterigoide lateral por :

1. Placa pterigóidea lateral.
2. Nervo Lingual
3. nervo alveolar inferior

Na parte inferior, o músculo é separado do ramo da mandíbula pelos nervos lingual e alveolar inferior, pela artéria maxilar e pelo ligamento esfenomandibular. 7,[12]

Relações profundas :

1. Tensor veli palatini
2. Constritor superior da faringe
3. Estiloglossus
4. Estilofaríngeo ligado ao processo estiloide.

Fornecimento vascular

O pterigoide medial obtém o seu principal suprimento arterial dos ramos pterigóides da artéria maxilar.

Inervação

O pterigoide medial é inervado pelo ramo pterigoide medial do nervo mandibular.

Ação:

1. Ajudar na elevação mandibular:

- Os músculos pterigóides mediais desempenham um papel na elevação da mandíbula, contribuindo para o fecho do maxilar.

2. Protrusão da mandíbula :

- Actuando em conjunto com os músculos pterigóides laterais, os pterigóides mediais ajudam a protruir a mandíbula.
- A protrusão refere-se ao movimento para a frente da mandíbula, que é essencial para funções como morder e falar.

3. Rotação da mandíbula :

- Quando os pterigóides medial e lateral de um lado actuam em conjunto, provocam a rotação do lado correspondente da mandíbula, tanto para a frente como para o lado oposto.
- A cabeça mandibular oposta serve de eixo vertical durante este movimento.

4. movimentos de lado a lado (trituração):

- A atividade alternada dos conjuntos esquerdo e direito dos músculos pterigóides medial e lateral produz movimentos de um lado para o outro.
- Estes movimentos de lado a lado são utilizados para triturar os alimentos durante a mastigação.

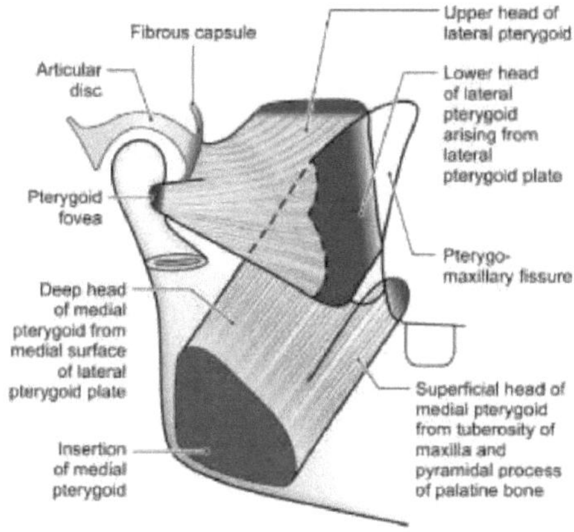

Figura 14: Origem e Inserção dos Músculos Pterigóides Lateral e Medial

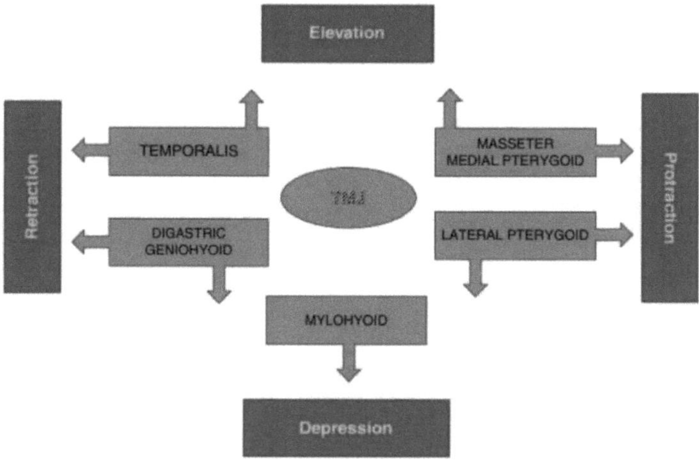

Figura 15: Músculos associados à mandíbula e à ATM que têm uma influência

significativa no movimento da mandíbula. [7]

ABASTECIMENTO DE NERVOS

Os tecidos articulares e a parte densa do disco articular na ATM não possuem suprimento nervoso. O suprimento nervoso para a ATM vem de ramos da divisão mandibular do nervo trigêmeo. O ramo auriculotemporal, juntamente com ramos dos nervos massetérico e temporal profundo, contribui para a inervação da ATM. Os nervos simpáticos pós-ganglionares inervam os tecidos associados ao ligamento capsular e a extensão bilaminar posterior mais frouxa do disco. A cápsula da articulação temporomandibular, o ligamento lateral e o tecido retroarticular contêm mecanorreceptores e nociceptores. Os mecanorreceptores fornecem sensação proprioceptiva, auxiliando no controle da postura e do movimento mandibular. [11,12]

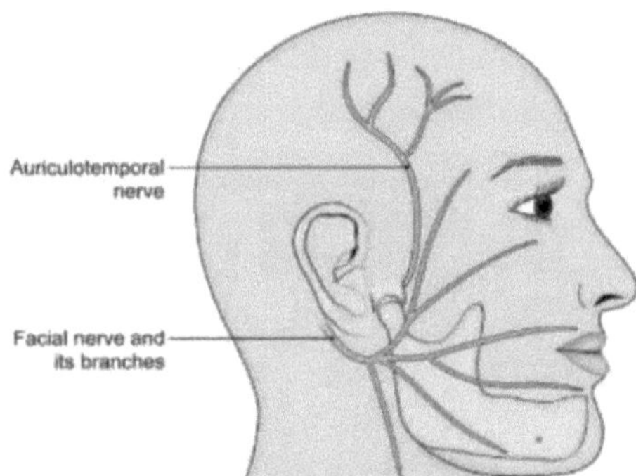

Figura 15: Relação estreita dos nervos auriculotemporal e facial com a ATM

Fornecimento arterial

A ATM recebe seu suprimento arterial da artéria temporal superficial lateralmente e da artéria maxilar medialmente. Os vasos penetrantes que irrigam o pterigoide lateral também podem irrigar o côndilo.

Drenagem venosa:

As veias drenam o aspeto anterior da articulação e os tecidos associados para o plexo que envolve o pterigoide lateral. Posteriormente, as veias drenam para a região vascular que separa as duas lâminas da região bilaminar do disco. As pressões positivas e negativas produzidas pelo movimento para a frente e para trás do côndilo desviam o sangue entre estas regiões.

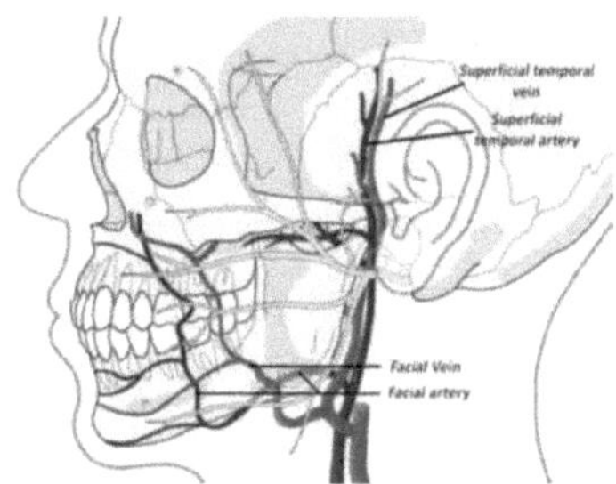

Figura 16: Drenagem arterial e venosa da ATM

Drenagem linfática:

Os linfáticos que recolhem a linfa da ATM drenam principalmente para os gânglios linfáticos cervicais superiores que rodeiam a veia jugular interna. No entanto, alguns dos vasos linfáticos da articulação temporomandibular drenam para o gânglio linfático parotídeo e outros para os gânglios linfáticos mandibulares. Os vasos linfáticos que drenam para o gânglio linfático parotídeo consistem em 1 a 2 pequenos vasos que emergem do lado caudal da articulação e correm diretamente para o gânglio linfático parotídeo. O vaso linfático que drena para o gânglio linfático mandibular emerge no lado medial da articulação, entre a tuberosidade maxilar e o processo coronoide da mandíbula, dirige-se para a borda oral do Masseter e, a partir daí, para os gânglios linfáticos mandibulares, especificamente para o gânglio linfático mandibular dorsal.

Tabela 2: DRENAGEM LINFÁTICA

AREA OF TMJ	DRAINING LYMPH NODE
Anterior surface	Parotid Lymph node
Posteriorsurface	Submandibular nodes
Lateral surface	Preauricular lymph node
Medial surface	Submandibular nodes

Tabela 3: Anatomia da articulação temporomandibular

<table>
<tr><th colspan="3">Temporomandibular joint(Ginglymodiarthrodial synovial joint)</th></tr>
<tr><td>Articulating structures</td><td colspan="2">Mandibular fossa of temporal bone
Articular tubercle of temporal bone
Head of mandibular condyle
Articular disc</td></tr>
<tr><td rowspan="2">Ligaments</td><td>Intracapsular ligaments</td><td>Medial and lateral collateral (discal) ligaments</td></tr>
<tr><td>Extracapsular ligaments</td><td>Temporomandibular (lateral) ligament
Stylomandibular ligament
Sphenomandibular ligament</td></tr>
<tr><td>Movements</td><td>Depression
Elevation
Protrusion (protraction)
Retrusion (retraction)
Lateral deviation</td><td>of mandible</td></tr>
<tr><td rowspan="2">Muscles providing movements</td><td>Depression</td><td>Lateral pterygoid (prime mover)
Mylohyoid
Geniohyoid
Digastric</td></tr>
<tr><td>Elevation</td><td>Temporalis (prime mover)
Masseter (prime mover)
Medial pterygoid (prime mover)</td></tr>
</table>

<table>
<tr><th colspan="3">Temporomandibular joint(Ginglymodiarthrodial synovial joint)</th></tr>
<tr><td rowspan="4"></td><td></td><td>Lateral pterygoid</td></tr>
<tr><td>Protrusion</td><td>Lateral pterygoid (prime mover)
Medial pterygoid (prime mover)
Masseter
Digastric
Geniohyoid
Middle part of temporalis</td></tr>
<tr><td>Retrusion</td><td>Posterior fibers of temporalis (prime mover)
Digastric
Mylohyoid</td></tr>
<tr><td>Lateral deviation</td><td>Ipsilateral side: posterior fibers of temporalis, digastric, mylohyoid, geniohyoid
Contralateral side: lateral pterygoid (prime mover), medial pterygoid (prime mover), middle fibers of temporalis</td></tr>
<tr><td>Blood supply</td><td colspan="2">Superficial temporal artery, maxillary artery</td></tr>
<tr><td>Venous drainage</td><td colspan="2">Superficial temporal vein, maxillary vein</td></tr>
<tr><td>Lymphatic drainage</td><td colspan="2">Upper deep cervical lymph nodes, submandibular lymph nodes, parotid lymph nodes</td></tr>
<tr><td>Innervation</td><td colspan="2">Branches of mandibular nerve (CN V3): auriculotemporal nerve, masseteric nerve, deep temporal nerves</td></tr>
</table>

Anatomia Radiográfica

ANATOMIA RADIOGRÁFICA DA TMJ

A anatomia radiográfica da ATM é de facto essencial para os profissionais de medicina dentária, anatomistas e profissionais de saúde. Fornece um conhecimento prático para um diagnóstico preciso, um tratamento eficaz e a diferenciação entre variantes normais e condições patológicas, particularmente no contexto das perturbações da articulação temporomandibular (DTM). [19]

Componente mandibular

O côndilo é o componente mandibular da ATM. É uma estrutura óssea elipsoide da mandíbula que se estende superiormente a partir do ramo mandibular por um colo estreito. O côndilo tem aproximadamente 20 mm de largura mediolateral e 8 a 10 mm de espessura anteroposterior. No entanto, a sua forma pode variar consideravelmente, podendo o aspeto superior ser achatado, arredondado ou acentuadamente convexo, enquanto o contorno mediolateral é geralmente ligeiramente convexo. Estas variações na forma podem tornar a interpretação radiográfica difícil, enfatizando a importância de compreender a gama de aparência normal.

As superfícies medial e lateral extremas do côndilo são designadas por pólos medial e lateral, respetivamente, como se pode ver na Figura (17 A, B). O eixo longo do côndilo é formado por uma linha imaginária que liga estes pólos e é ligeiramente rodado no colo do côndilo, com o pólo medial inclinado posteriormente, num ângulo entre 15 e 33 graus relativamente ao plano sagital. Os dois eixos condilares intersectam-se tipicamente perto do bordo anterior do forame magno no plano axial ou horizontal do crânio.

O côndilo apresenta uma superfície articular para articulação com o disco articular da articulação temporomandibular. Este espaço articular entre o côndilo mandibular e o disco articular é considerado um compartimento inferior da ATM.

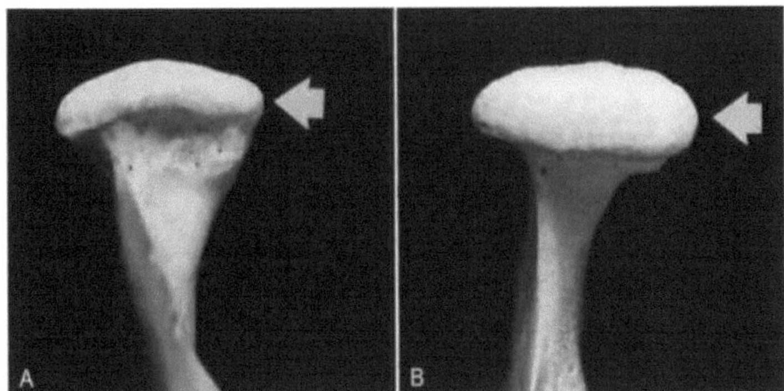

Figura 17: O pólo medial (seta) está à direita em todos os casos.
A) Aspeto anterior B) Aspeto superior

Embora os componentes mandibular e temporal da ATM estejam calcificados aos 6 meses de idade, a calcificação completa das bordas corticais pode não estar completa até os 20 anos de idade. Como resultado, as radiografias dos côndilos em crianças podem mostrar pouca ou nenhuma evidência de uma borda cortical. Na ausência de doença, os bordos corticais nos adultos são visíveis radiograficamente. Uma camada de fibrocartilagem cobre o côndilo, mas não é visível radiograficamente.[20]

Componente temporal

O componente articular do osso temporal é formado pela superfície inferior do processo escamoso e é composto pela fossa glenoide ou mandibular posteriormente e pela eminência articular e tubérculo anteriormente. Tal como o côndilo, a fossa mandibular é coberta por uma fina camada de fibrocartilagem. A superfície posterior da eminência articular tem forma convexa, e seu ponto mais inferior é chamado de cume, ápice ou crista. Na ATM normal, o teto da fossa glenoide, a vertente posterior da eminência articular e o cume formam uma curva suave **em forma de S**, quando vistos no plano sagital, como mostra a Figura (18 ,A). A fissura escamotímica e a sua extensão medial, a fissura petrotimpânica, formam o limite posterior da fossa glenoide. O teto da fossa glenoide forma uma pequena porção do pavimento da fossa craniana média e aqui, apenas uma fina camada de osso cortical separa a cavidade articular do espaço intracraniano. A espinha do esfenoide forma o limite medial da fossa. A profundidade da fossa glenoide é variável e o desenvolvimento da eminência articular depende de um estímulo funcional do côndilo. localizada na face inferior da parte escamosa do osso temporal, é composta pela fossa glenoide e pela eminência articular do osso temporal. É por vezes descrita como o componente temporal da ATM. O limite anterior da fossa glenoide do osso temporal constitui a eminência articular, que forma uma proeminência óssea medial na borda posterior do osso zigomático. A fossa glenoide é mais larga na sua porção mediolateral, em comparação com a área anteroposterior. [19]

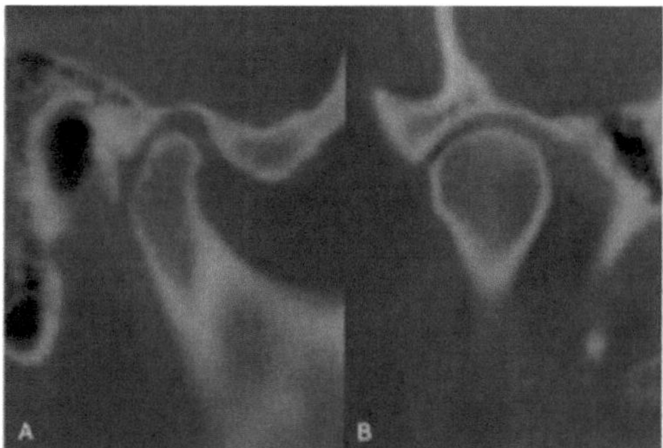

Figura 18: Reformatação sagital (A) e reformatação coronal (B) de imagens de tomografia computorizada de feixe cónico da articulação temporomandibular (ATM) direita num adulto.

A fossa e a eminência articular desenvolvem-se durante os primeiros 3 anos e atingem a forma madura por volta dos 4 anos de idade; os bebés jovens não têm uma fossa e uma eminência articular definidas, como mostra a figura 18 (B).

Todos os aspectos do componente temporal podem ser pneumatizados com pequenas células de ar derivadas do complexo de células de ar da mastoide. A pneumatização da eminência articular é observada radiograficamente em aproximadamente 2% dos pacientes. Assim como o côndilo, a fossa mandibular é recoberta por uma fina camada de fibrocartilagem.

Disco interarticular

O disco interarticular (menisco) é composto por tecido conjuntivo fibroso avascular e está posicionado entre um componente condilar e temporal da articulação. O disco divide a cavidade articular em dois compartimentos; os espaços articulares inferior (inferior) e superior (superior), que se situam abaixo e acima do disco, respetivamente. [11,19]

Um disco normal tem uma forma bicôncava com uma banda anterior espessa, uma banda posterior mais espessa e uma parte média fina. O disco também é mais espesso medialmente do que lateralmente. As margens medial e lateral do disco misturam-se com a cápsula. A porção central fina serve normalmente como almofada de articulação entre o côndilo e a eminência articular. Na articulação normal, a porção central fina e bicôncava do disco está em contacto com as superfícies ósseas do côndilo e da eminência articular. Na posição de boca fechada, a banda posterior está localizada adjacente à superfície superior do côndilo, ou ligeiramente anterior a ele, na posição de 11 horas. A periferia do disco confunde-se com as fibras da superfície interna da cápsula articular. Os ligamentos colaterais medial e lateral também ancoram o disco sob os pólos medial e lateral do côndilo. Pensa-se que a banda anterior também esteja ligada a algumas fibras da cabeça superior do músculo pterigoide lateral, enquanto a banda posterior se liga aos tecidos retrodiscais.

Durante a abertura mandibular, à medida que o côndilo roda e se translada anterior e inferiormente, o disco é também transportado para a frente, de modo a que a sua fina zona intermédia bicôncava permaneça interposta entre as convexidades articulares da cabeça do côndilo e da eminência articular. As fixações do disco ao colo do côndilo asseguram um movimento passivo com o côndilo. No fecho mandibular, este processo inverte-se, com o disco a deslocar-se posterior e superiormente com o côndilo para a fossa mandibular.

Fixação posterior (tecido retrodiscal)

A inserção posterior é constituída por lamelas superior e inferior que envolvem uma região de tecido vascular frouxo, sendo frequentemente designada por zona bilaminar. A lâmina superior, que é rica em elastina, insere-se na parede posterior da fossa mandibular. A lâmina superior estica-se e permite que o disco avance com a translação do côndilo e, ao fechar, a lâmina superior permite o recuo suave do disco posteriormente.[21]

A lâmina inferior fixa-se mais firmemente à superfície posterior do côndilo. A fixação posterior é coberta por uma membrana sinovial que segrega líquido sinovial, que lubrifica a articulação. À medida que o côndilo se desloca anterior e inferiormente, os tecidos retrodiscais expandem-se em volume, principalmente como resultado da distensão venosa, para preencher o vazio criado pelo côndilo deslocado.

Relações ósseas da articulação temporomandibular:

O espaço articular radiográfico é um termo geral utilizado para descrever a área radiolúcida entre o côndilo e o componente temporal Figura (19). Este termo geral não deve ser confundido com os termos espaço articular superior e espaço articular inferior descritos anteriormente, que se referem aos espaços de tecido mole acima e abaixo do disco. O espaço articular radiográfico contém os componentes de tecido mole da articulação. As posições condilares esquerda e direita dentro da fossa podem ser determinadas e comparadas pelas dimensões do espaço articular radiográfico visto em imagens laterais corrigidas.[22] Um côndilo está posicionado concentricamente quando os aspectos anterior e posterior do espaço articular radiolucente são uniformes em largura. O côndilo é retruído quando a largura do espaço articular posterior é menor do que a anterior e protruído quando o espaço articular posterior é mais largo do que o anterior.[22] No entanto, uma vez que o contorno radiográfico da fossa glenoide e do côndilo não coincide com o de uma articulação esférica lisa, o espaço articular varia frequentemente entre os aspectos medial e lateral da articulação. O significado diagnóstico da excentricidade condilar ligeira ou moderada não é claro; a excentricidade condilar é observada em um terço a metade dos indivíduos assintomáticos e não é um indicador fiável do estado dos tecidos moles da articulação, particularmente porque a forma da cabeça do côndilo não é concêntrica à forma da fossa.

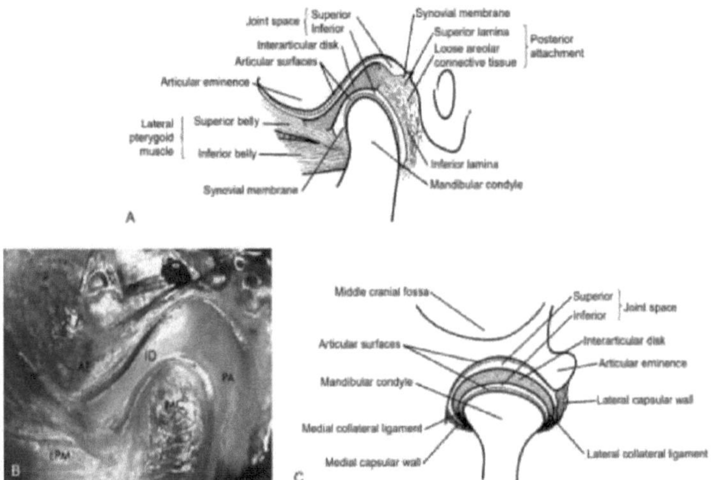

Figura 19: Anatomia da articulação temporomandibular. A, Vista lateral. B, Espécime de cadáver seccionado na mesma orientação. AE, eminência articular; ID, disco interarticular; LPM, músculo pterigoide lateral; MC, côndilo mandibular; PA, fixação posterior. C, Vista coronal.[22]

Classificação

As Disfunções Temporomandibulares (DTMs) englobam um conjunto de condições músculo-esqueléticas e neuromusculares que afectam a articulação temporomandibular (ATM), envolvendo tanto anomalias morfológicas como funcionais. Estas condições podem incluir perturbações na posição ou estrutura do disco intra-articular, bem como disfunções na musculatura associada. As DTMs são reconhecidas como uma fonte significativa de dor orofacial não dentária. [8]

As manifestações típicas das DTMs incluem sons articulares dolorosos, limitações ou desvios na amplitude de movimento e dor orofacial. O diagnóstico das DTMs baseia-se na avaliação destas caraterísticas de apresentação. Os doentes com DTM apresentam frequentemente múltiplos diagnósticos, que são categorizados com base na sua contribuição relativa para a queixa do doente. O sistema de classificação inclui primário, secundário, terciário e assim por diante, dependendo da gravidade e do impacto de cada diagnóstico nos sintomas do indivíduo.

Compreender os vários aspectos das DTM, incluindo problemas articulares, disfunção muscular e dor associada, é crucial para que os profissionais de saúde possam desenvolver planos de tratamento eficazes adaptados às necessidades e condições específicas de cada doente.

O desenvolvimento de Critérios de Diagnóstico para Distúrbios Temporomandibulares (DC/TMD) durante um workshop fechado na Sessão Geral da IADR (Associação Internacional de Investigação Dentária) de 2009 em Miami. O objetivo era sintetizar os resultados dos principais estudos num conjunto consensual de critérios para aplicações clínicas e de investigação. O resultado deste esforço é o protocolo de diagnóstico DC/TMD eixo I e eixo II baseado em evidências, que oferece uma avaliação abrangente dos pacientes com DTM com base no modelo de saúde biopsicossocial. [8]

A Academia Americana de Dor Orofacial (AAOP) incorporou os 12 diagnósticos de DC/TMD numa versão revista do seu manual de orientações, assegurando a coerência entre a DC/TMD e o sistema taxonómico da AAOP para as DTM.

Reconhecendo a necessidade de expandir o atual sistema de classificação das DTM para abranger perturbações menos comuns mas clinicamente significativas, um grupo de trabalho composto por membros de várias sociedades profissionais analisou as perturbações a incluir. Os critérios de inclusão basearam-se na importância clínica, na disponibilidade de critérios de diagnóstico plausíveis e na capacidade de operacionalizar esses critérios. O resultado foi uma classificação alargada das DTMs que inclui 37 DTMs categorizadas em quatro grupos: distúrbios da articulação temporomandibular, distúrbios dos músculos mastigatórios, distúrbios de cefaleias e distúrbios que afectam estruturas associadas.

Esta taxonomia alargada, juntamente com as diretrizes da DC/TMD e o sistema taxonómico da AAOP, constitui a base para a discussão e compreensão das DTMs, proporcionando um quadro mais abrangente para fins clínicos e de investigação.

Quadro 4: Classificação taxonómica das perturbações temporomandibulares [8]

I. Temporomandibular Joint Disorders	**4. Fractures**
1.Joint pain	**5. Congenital/developmental disorders**
• Arthralgia	• Aplasia
• Arthritis	• Hypoplasia
2. Joint disorders	• Hyperplasia
A. **Disc disorders**	**II. Masticatory Muscle Disorders**
– Disc displacement with reduction	**1. Muscle pain**
– Disc displacement with reduction with intermittent locking	• Myalgia – Local myalgia
– Disc displacement without reductionwith limited opening	– Myofascial pain – Myofascial pain with referral
– Disc displacement without reduction without limited opening	• Tendonitis • Myositis • Spasm
B. Hypomobility disorders other than disc disorders	2. **Contracture** 3. **Hypertrophy**
– Adhesions/Adherence	4. **Neoplasm**
– Ankylosis	5. **Movement disorders**
Fibrous	• Orofacial dyskinesia
Osseous	• Oromandibular dystonia
C. Hypermobility disorders	6. **Masticatory muscle pain attributed to systemic/ central disorders**
– Dislocations	
Subluxation	
Luxation	• Fibromyalgia/widespread pain
3.**Joint diseases**	III. **Headache Disorders**

A. Degenerative joint condylar disease – Osteoarthritis – Osteoarthrosis B. Systemic arthritides C. Condylysis/ Idiopathic resorption D. Osteochondrosis dissecans E. Osteonecrosis F. Neoplasm G. Synovial chondromatosis	Headache attributed to TMD **IV.Associated Structures** Coronoid hyperplasia

Modalidades de imagiologia

As perturbações da articulação temporomandibular contribuem significativamente para a dor e o desconforto na região oro-facial. Estas perturbações podem afetar o funcionamento normal da mandíbula e das estruturas circundantes. A imagiologia desempenha um papel crucial na obtenção de um diagnóstico definitivo das perturbações da ATM. Permite aos profissionais de saúde visualizar e avaliar as estruturas envolvidas na articulação temporomandibular. As áreas anatómicas de interesse na imagiologia da ATM abrangem a avaliação das estruturas articulares: o côndilo, a fossa glenoide, o tubérculo articular, o disco fibrocartilagíneo, o tecido retrodiscal e as estruturas moles e ósseas adjacentes. O objetivo da imagiologia da ATM é avaliar a veracidade das estruturas articulares, definir a extensão das doenças e monitorizar a progressão e as alterações pós-tratamento das DTMs relacionadas. [19]

As técnicas radiográficas para a ATM são :

Modalidades convencionais :

a. Radiografia com película de dor
    - Imagiologia panorâmica
    - Projecções Transcranianas
    - Projecções transfaríngeas
    - Projecções Transorbitais
    - Projecções de submentovertex
    - Reverter as projecções da Towne

b. Tomografia convencional

Modalidades especializadas :

a. Tomografia computorizada

b. CBCT

c. USG

d. RMN

e. Artrografia

f. Artroscopia

g. Medicina nuclear

Modalidades convencionais :

Os métodos de imagiologia convencionais são eficazes na visualização apenas das partes mineralizadas da ATM. Isso significa que eles fornecem principalmente informações sobre as estruturas ósseas. Apesar da sua utilidade na avaliação dos elementos ósseos, a imagiologia convencional tem um papel limitado na avaliação abrangente da ATM. Estas técnicas de imagiologia não são adequadas para avaliar elementos não ósseos, como a cartilagem ou os tecidos moles adjacentes. Esta é uma desvantagem significativa, uma vez que os tecidos moles desempenham um papel crucial na função e patologia da articulação. As radiografias convencionais não são eficazes na deteção de derrames articulares, que são a acumulação de líquido no espaço articular. Outra desvantagem apontada é o problema da sobreposição de estruturas adjacentes. A sobreposição ocorre quando diferentes estruturas anatómicas se sobrepõem na imagem radiográfica, tornando difícil distinguir claramente os componentes individuais.[20]

As várias vistas e técnicas de imagiologia convencional são a radiografia de película simples e a tomografia convencional.

A radiografia de película simples inclui imagens panorâmicas, projeção transcraniana, projeção transfaríngea, projecções transorbitais, projecções submentovertebrais

Imagiologia panorâmica :

As radiografias panorâmicas são amplamente utilizadas nos consultórios dentários, principalmente para efeitos de rastreio quando é necessária uma avaliação da ATM.

Vantagem: têm geralmente uma dose de radiação mais baixa em comparação com alguns outros métodos de imagiologia avançados. Esta técnica minimiza a sobreposição de estruturas sobre os côndilos, permitindo uma avaliação mais clara das estruturas ósseas.

Limitações :

- Abertura mandibular: Para uma visualização óptima dos côndilos, é frequentemente necessário que os doentes abram a boca para evitar a sobreposição de estruturas das fossas articulares.

- Abertura limitada: Se o doente tiver uma abertura mandibular limitada, é provável que haja sobreposição e as fossas articulares podem obscurecer os côndilos.
- Visibilidade das fossas articulares : A vista panorâmica pode obscurecer parcial ou totalmente as fossas articulares durante a avaliação dos côndilos. Com esta técnica, os côndilos são as únicas estruturas que são bem visualizadas. As fossas articulares são muitas vezes parcialmente, se não totalmente, obscurecidas.

Como a radiografia panorâmica é uma vista infracraniana, o pólo lateral do côndilo fica sobreposto à cabeça do côndilo. Por conseguinte, a área que parece representar a superfície subarticular superior do côndilo é, na realidade, apenas a superfície subarticular do pólo medial.

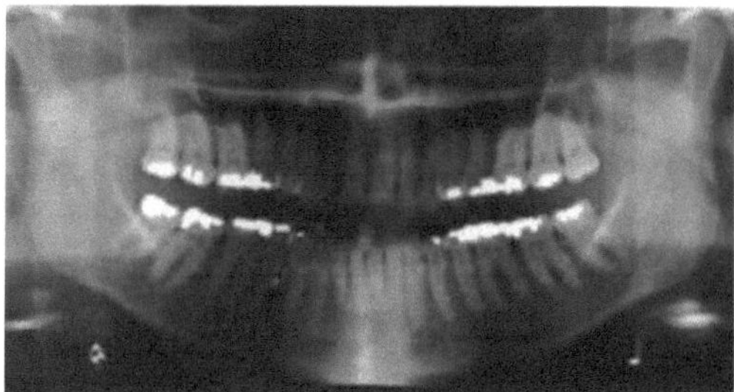

Figura 20: Imagiologia panarómica

Projeção Transcraniana:

A projeção transcraniana oferece uma vista sagital dos aspectos laterais do côndilo e do componente temporal. O doente é posicionado num cefalostato; o feixe de raios X é dirigido para baixo a partir do lado oposto, através do crânio e acima da crista petrosa do osso temporal, num ângulo positivo de 25 graus centrado na articulação. A direção horizontal do feixe pode ser corrigida individualmente para o eixo longo do côndilo com um ângulo anterior médio de 20 graus. A cassete de filme é posicionada no lado a ser fotografado. Uma série transcraniana de rotina inclui projecções de ambas as ATMs nas posições fechada e aberta ao máximo (Fig. 21).

Devido à angulação positiva do feixe, os aspectos centrais e mediais da articulação são projectados inferiormente, e apenas os contornos laterais da articulação são visíveis nesta projeção. A crista petrosa ipsilateral pode muitas vezes ser sobreposta ao colo do côndilo, potencialmente obscurecendo alterações ósseas no componente condilar ou temporal.

A imagem do côndilo, do componente temporal e do espaço articular é distorcida, tornando difícil determinar com segurança a posição condilar, especialmente se o ângulo do feixe horizontal não for individualizado para cada paciente. Esta projeção é útil para identificar alterações ósseas grosseiras no aspeto lateral da articulação, fraturas condilares deslocadas e avaliar a amplitude de movimento. [19]

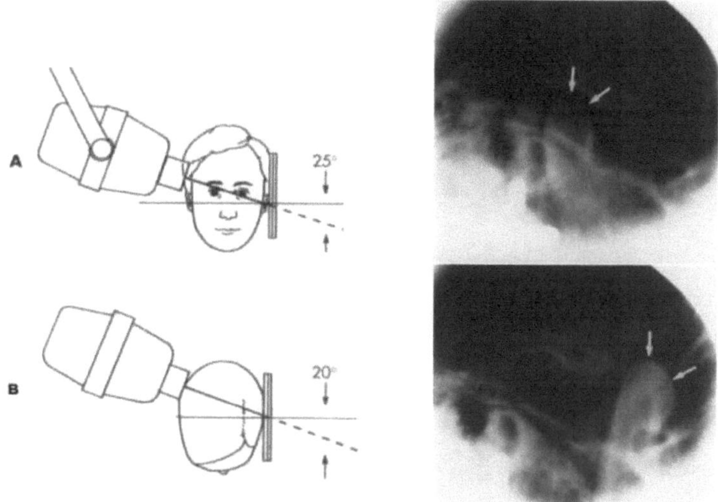

Figura 21: Projeção transcraniana.A, O raio central é orientado num ângulo positivo de 25 graus em relação ao lado oposto B, e anteriormente 20 graus, centrado sobre a ATM de interesse.

Projeção transfaríngea (Parma) :

A projeção transfaríngea fornece uma vista sagital do pólo medial do côndilo. O feixe de raios X é dirigido superiormente com uma angulação negativa de aproximadamente - 5 graus através da incisura sigmoide do lado oposto e é angulado 7 a 8 graus anteriormente; a cassete de filme é colocada no lado a ser fotografado. O paciente abre a boca ao máximo para evitar a sobreposição do côndilo no componente temporal. Devido à angulação negativa do feixe, esta projeção mostra principalmente o aspeto medial do côndilo.[19,20] A projeção transfaríngea fornece informação diagnóstica limitada porque o componente temporal não é bem visualizado. A projeção transfaríngea é eficaz para visualizar alterações erosivas do côndilo em vez de alterações mais subtis na articulação.(Fig. 22)

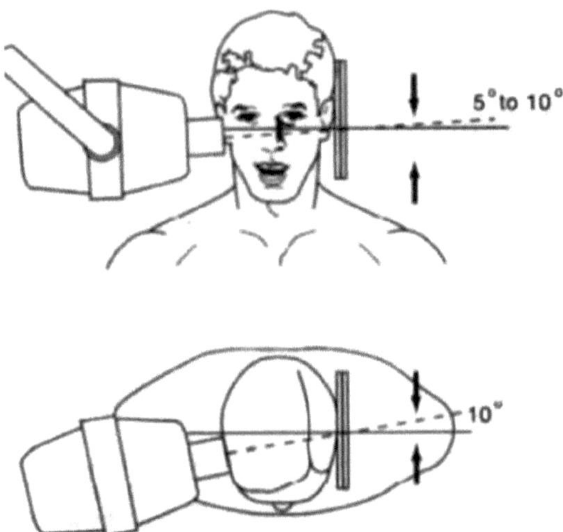

Figura 22: Projeção transfaríngea. A, O raio central é orientado superiormente 5 a 10 graus, e B, Posteriormente aproximadamente 10 graus, centrado sobre a ATM de interesse.

Projeção Transorbital (Projeção Zimmer) :

A projeção transorbital é utilizada para obter uma vista anterior da ATM, perpendicular às projecções transcraniana e transfaríngea. A cabeça do paciente é inclinada para baixo em aproximadamente 10 graus, alinhando a linha cantomeatal horizontalmente. O feixe de raios X é dirigido pela frente do paciente, passando pela órbita ipsilateral e pela ATM de interesse. A cassete de filme é posicionada atrás da cabeça do doente, perpendicularmente ao feixe de raios X. O paciente é instruído a abrir a maxila ou, como alternativa, a protruir a mandíbula. Este posicionamento coloca o côndilo no cume da eminência articular e evita a sobreposição da eminência articular ou da base do crânio ao côndilo. A projeção transorbital permite a visualização de toda a dimensão mediolateral da eminência articular, da cabeça do côndilo e do colo. Isto torna-a particularmente útil para a deteção de fracturas do colo do côndilo. A morfologia da superfície convexa da cabeça condilar pode ser avaliada com esta projeção, o que a torna um complemento valioso das projecções transcraniana e transfaríngea no diagnóstico de alterações degenerativas grosseiras ou outras anomalias. A eficácia da projeção transorbital é limitada pela capacidade do côndilo de se mover até ao cume da eminência articular.[19] Se o movimento do côndilo for restrito, apenas o colo do côndilo pode ser visível devido à sobreposição do componente temporal na cabeça do côndilo. Uma projeção semelhante é a projeção aberta inversa de Townes, por vezes utilizada para obter imagens de fracturas do colo do côndilo, especialmente em casos de deslocamento medial. Esta variação permite a visualização da cabeça e do colo do côndilo no plano frontal (Fig. 23).

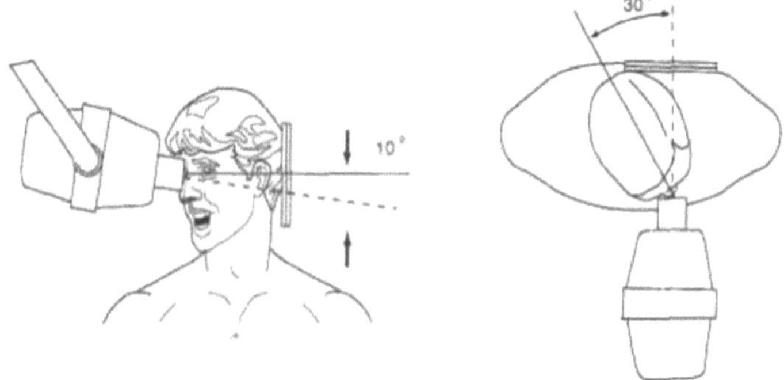

Figura 23: Projeção transorbital

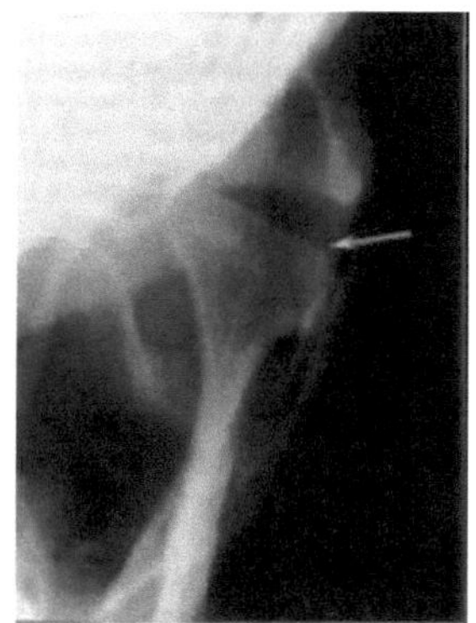

Figura 24: Vista transorbital mostrando o côndilo (seta) abaixo da eminência

articular.

Projeção do submentovertex (basal) :

A projeção SMV é utilizada principalmente para determinar as angulações do eixo longo da cabeça do côndilo. É frequentemente utilizada como um complemento a outras vistas de imagem, especialmente as que representam a ATM no plano lateral. A projeção SMV é particularmente útil para avaliar as assimetrias faciais. Ajuda na avaliação da deslocação condilar e da rotação da mandíbula no plano horizontal. O trauma e a cirurgia ortognática podem levar a alterações no alinhamento e na posição dos côndilos, e a projeção SMV auxilia na deteção e análise dessas alterações. Em casos de traumas na face ou na mandíbula, a projeção SMV pode revelar alterações na anatomia condilar, auxiliando no planejamento do tratamento.[8] Após cirurgia ortognática, que envolve o reposicionamento da mandíbula por razões funcionais ou estéticas, a projeção SMV ajuda a avaliar os resultados cirúrgicos e a identificar quaisquer problemas pós-operatórios. A informação obtida a partir da projeção SMV é frequentemente utilizada para orientar a tomografia corrigida, assegurando que o plano de imagem é alinhado adequadamente para uma avaliação mais precisa da anatomia condilar (Fig. 25).

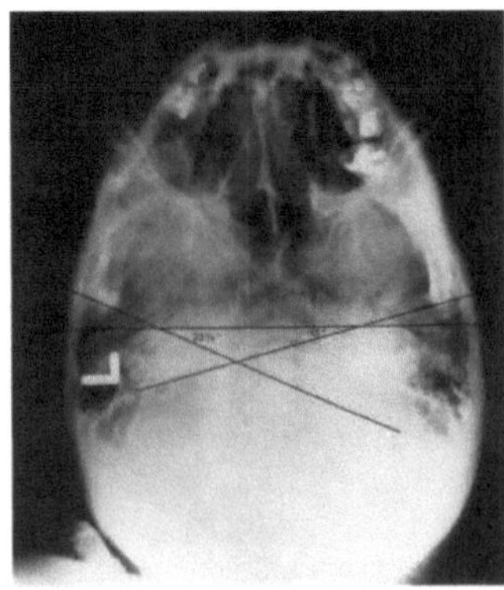

Figura 25: Projeção SMV. Traçado dos ângulos entre o eixo longo de cada côndilo e o plano médio-sagital. Para as vistas tomográficas, o paciente é rodado de acordo com os ângulos medidos para produzir uma vista radiográfica não distorcida de cada ATM.

Vista inversa da Towne (boca aberta):

A projeção de Towne invertida é uma técnica radiográfica específica utilizada para obter imagens dos côndilos bilaterais da articulação temporomandibular (ATM). A projeção de Towne invertida consiste em dirigir o feixe de raios X com a boca do doente numa posição aberta. Essa manobra permite a translação e a rotação da cabeça do côndilo para fora da fossa glenoide, resultando em uma imagem médio-sagital dos côndilos. A projeção reversa de Towne fornece uma visão abrangente dos pólos medial e lateral do côndilo. É especialmente útil nos casos em que é necessária uma avaliação bilateral. Sobreposição da crista petrosa: Um dos inconvenientes desta técnica é a sobreposição da crista petrosa sobre a base do osso occipital. Esta sobreposição pode limitar a clareza da imagem e pode obstruir certos pormenores na região posterior. Projeção das cabeças condilares sob as eminências articulares: Outra desvantagem é que as cabeças condilares podem ser projetadas abaixo das eminências articulares, potencialmente levando a uma visão obscurecida de certas estruturas. [8]

Tomografia convencional

A tomografia é uma técnica radiográfica que produz múltiplos cortes de imagem finos, permitindo a visualização das estruturas ósseas essencialmente livres de sobreposições de estruturas sobrepostas. Esta técnica pode fornecer múltiplos cortes de imagem em ângulos rectos através da articulação, retratando a verdadeira posição condilar e revelando alterações ósseas. A tomografia convencional está a ser gradualmente substituída pela TC de feixe cónico (CBCT) como a técnica de imagem de eleição para avaliar as estruturas ósseas da ATM. As tomografias são tipicamente expostas no plano sagital (lateral), corrigidas em relação ao eixo longo do côndilo, com vários cortes de imagem na posição fechada (máxima intercuspidação) e normalmente apenas uma imagem na posição máxima aberta. É desejável complementar as imagens sagitais com tomografias coronais (frontais).

Particularmente quando se suspeita de anomalias morfológicas ou alterações erosivas da cabeça do côndilo. Toda a cabeça do côndilo é visível no plano mediolateral. [19]

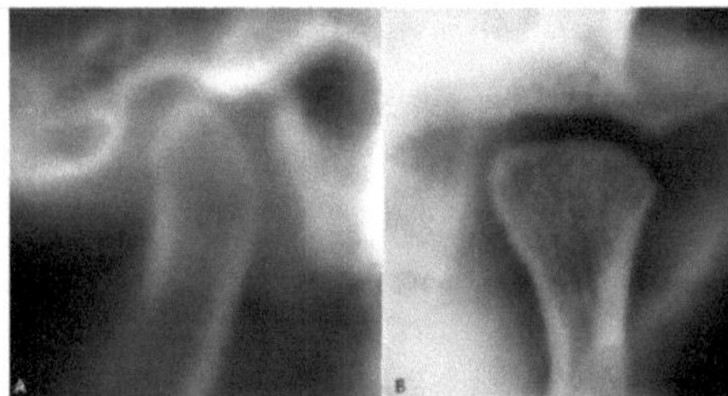

Figura 26: A, Imagem tomográfica sagital e através da região média da articulação. B, Imagem tomográfica frontal do côndilo mandibular.[19]

Como esta técnica pode fornecer múltiplos cortes de imagem em ângulo reto através da articulação, é superior à vista transcraniana na representação da verdadeira posição condilar e na revelação de alterações ósseas. Por estas razões, a tomografia é um complemento valioso da radiografia simples e pode fornecer informações que podem não estar disponíveis apenas com as radiografias simples.

Tomografia computorizada (TC)

Utilizada pela primeira vez para avaliação da ATM em 1980, a TC é considerada o melhor método para avaliar as condições patológicas ósseas da ATM[6]. Permite uma construção multiplanar (sagital, axial e coronal) das estruturas da ATM, obtendo imagens em 3D em posições de boca fechada e aberta. [23]

Existem dois dispositivos de TC disponíveis, a TC convencional (por vezes referida como TC médica) e a CBCT. Ambas as modalidades podem fornecer excelentes imagens das estruturas ósseas, mas apenas a TC convencional fornece imagens dos tecidos moles circundantes; no entanto, isto só é necessário num número mínimo de situações específicas. A TCFC tem a vantagem de reduzir a dose no doente em comparação com a TC médica e é provável que venha a substituir a tomografia convencional.

Na CBCT, o doente é normalmente examinado na posição fechada, mas podem ser efectuados exames de baixa resolução na posição aberta ou noutras posições. Os dados dos cortes axiais podem ser manipulados para produzir (reformatar) imagens laterais e frontais corrigidas das ATMs (Fig. 27). Estas são úteis para avaliar as deformações ósseas dos maxilares ou das estruturas circundantes. A TCFC e a TC convencional não conseguem produzir imagens exactas das articulações

disco. A TC também é útil para determinar a presença e a extensão de anquilose e neoplasias e o grau de envolvimento ósseo em algumas artrites, para obter imagens de fracturas complexas e para avaliar complicações decorrentes da utilização de implantes de politetrafluoroetileno ou de folhas de silicone, tais como erosões na fossa craniana média e crescimento ósseo heterotópico.[31]

alguns estudos referem que as alterações radiográficas da articulação nem sempre estão relacionadas com a dor. ,[2324]

Por conseguinte, alguns doentes com anomalias ósseas podem sentir dor, enquanto outros podem não sentir dor. As alterações na forma e localização da zona de carga também podem ser observadas na TC. Basicamente, qualquer exame de TC da ATM deve focar o seguinte: integridade do córtex, tamanho e forma normais dos côndilos e a sua posição centrada na fossa, espaços articulares adequados, relação cêntrica da zona de carga

Principais contributos da TC de feixe cónico no domínio da ATM:

- permite o cálculo do volume e da superfície do côndilo.
- melhora a análise qualitativa da superfície condilar e permite detetar a forma do côndilo mandibular.
- melhora a exatidão das medições lineares do côndilo mandibular
- esclarece que, em caso de assimetria facial, os côndilos são frequentemente simétricos, enquanto o espaço articular pode variar entre os dois lados.
- clarifica a posição do côndilo na fossa

Embora a TC forneça informações importantes sobre os componentes ósseos da ATM, tem várias limitações, como o artefacto que pode surgir devido ao movimento acidental do paciente durante o exame (especialmente em crianças). Além disso, uma diminuição da dose de radiação (no caso da TC de feixe cónico) pode afetar a qualidade da imagem.

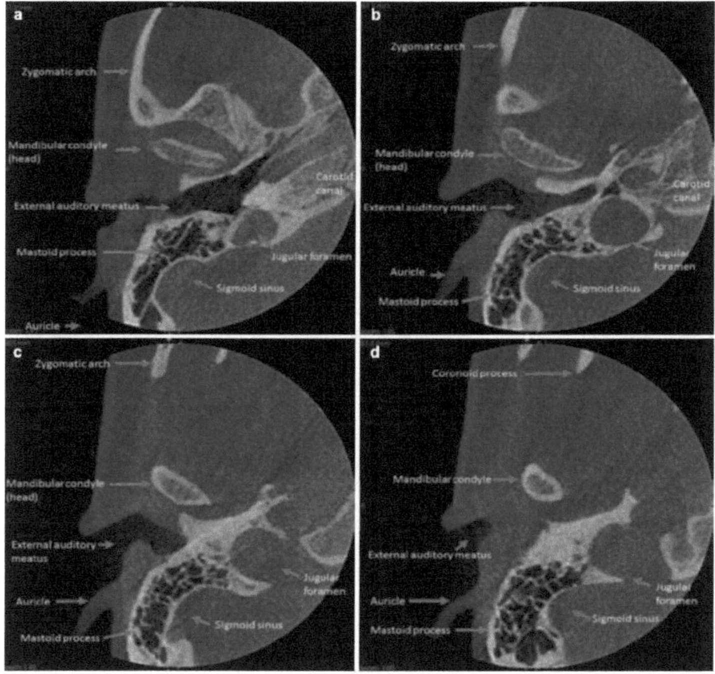

Figura 27 : Secções axiais (a- d) Anatomia radiológica da ATM em TCFC

Imagiologia de Ressonância Magnética (MRI)

A RM utiliza um campo magnético e impulsos de radiofrequência em vez de radiação ionizante para produzir múltiplos cortes de imagem digital. Uma vez que a RMN pode fornecer imagens soberbas dos tecidos moles, esta técnica pode ser utilizada para a imagiologia do disco articular. A RMN permite a construção de imagens nos planos sagital e coronal sem reposicionar o doente, como se mostra na Figura (28).

Estas imagens são normalmente adquiridas em posições mandibulares abertas e fechadas com a utilização de bobinas de superfície para melhorar a resolução da imagem. Os cortes sagitais devem ser orientados perpendicularmente ao eixo longo do côndilo.

Os exames são normalmente efectuados com a utilização de sequências de impulsos ponderadas em T1, protões ou T2. As imagens ponderadas em T1 e em protões demonstram melhor os tecidos ósseos e discais, enquanto as imagens ponderadas em T2 demonstram a inflamação e o derrame articular. Os estudos de RM de movimento durante a abertura e o fecho podem ser obtidos fazendo com que o doente abra numa série de distâncias escalonadas e utilizando técnicas de aquisição rápida de imagens ("fast scan").

A RM é contra-indicada em doentes grávidas ou com pacemakers, clips vasculares intracranianos ou partículas metálicas em estruturas vitais. Alguns doentes podem não conseguir tolerar o procedimento devido a claustrofobia ou incapacidade de permanecerem imóveis. [19]

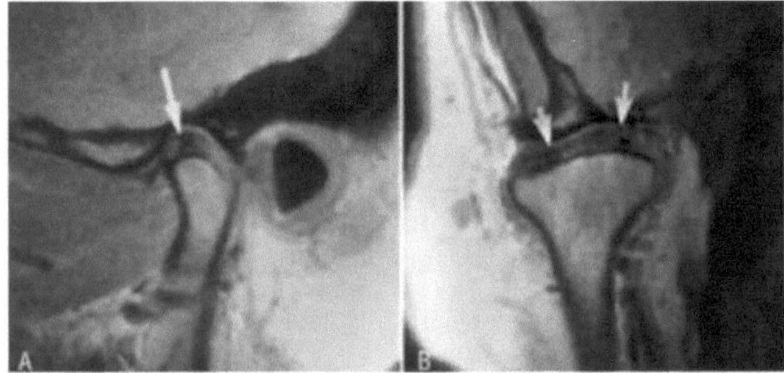

Figura 28: Imagem de RM da ATM normal. A, corte sagital fechado mostrando o côndilo e o componente temporal. O disco bicôncavo está localizado com sua banda posterior (seta) sobre o côndilo. B, Corte coronal fechado mostrando os componentes ósseos e o disco (setas) superior ao côndilo. [19]

No exame de RM, considera-se que uma condição patológica está presente relativamente à zona intermédia do menisco (como ponto de referência) e à sua interposição entre o côndilo e o osso temporal, como mostra a Figura (29). [25]

A posição normal do disco, avaliada no plano sagital, é com a junção da banda posterior (alinhada aproximadamente às 12 horas, posição relativa ao côndilo). A deslocação do disco é diagnosticada quando a banda posterior se encontra numa posição anterior, posterior, medial ou lateral em relação à superfície condilar.[26]

Na posição de boca fechada, os dentes devem estar em contacto, enquanto que na posição de boca aberta, o maxilar deve estar na abertura mais larga e confortável. Desta forma, podem ser evitadas interpretações incorrectas das posições dos discos. [27]

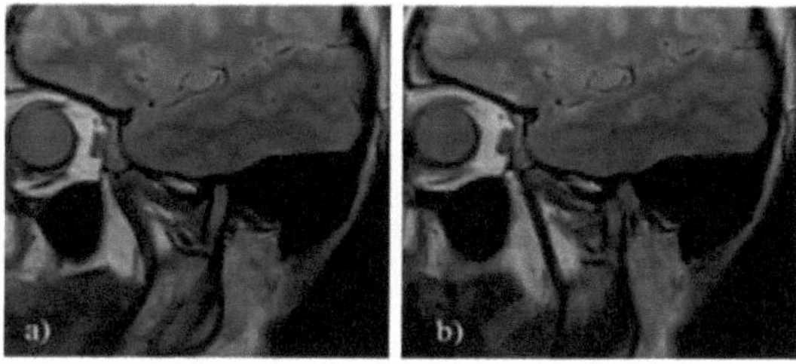

Figura 29: Sagital, densidade protónica, RM de uma deslocação anterior do disco com redução: boca fechada (a), boca aberta (b). O disco deslocado (seta) regressa à sua posição normal na abertura máxima da boca [25]

Entre as desvantagens da investigação por RM, podem ser mencionadas as seguintes :[28]

- É dispendioso e consome muito tempo.
- Utilização limitada em doentes com claustrofobia.
- Existe a possibilidade de falhar a porção do côndilo com um pseudo-quisto).
- Pode não detetar diferentes condições ósseas e calcificações dos tecidos moles com doenças inflamatórias ou tumores; nestes casos, a TC é a modalidade de imagem preferível.

Ultrassonografia (USG):

A USG utiliza ondas sonoras de alta frequência para criar imagens da região de interesse. Ao viajar através do corpo humano, as ondas sonoras encontram um limite entre várias densidades de tecido. Dependendo da densidade ou da resistência do tecido, estas ondas sonoras são reflectidas como ecos de volta à sonda de ultra-sons e depois devolvidas ao computador que converte estes ecos em dados numéricos, atribuindo valores de cinzento e depois numa imagem. A articulação TM possui estruturas de natureza variada com diferentes comportamentos de reflexão (Fig. 30). Os tecidos são identificados com base nos sinais que transmitem e que são classificados com base no seu padrão de eco. (Tabela 5).

Trata-se de uma técnica de exame económica, não invasiva e rápida, largamente disponível na maioria das instituições de saúde. É utilizada uma sonda linear para a ATM, posicionada transversalmente em relação ao arco zigomático e ajustada em conformidade para obter imagens. Pode detetar alterações degenerativas e deslocações do disco em fases mais precoces. Uma limitação importante desta modalidade é o facto de depender muito da competência e da experiência do operador. Os recentes avanços na USG incluem o doppler a cores para avaliar o fluxo sanguíneo e a imagiologia 3D, que permite a reformatação multiplanar e a renderização de superfícies, que ainda não foram exploradas no domínio da região maxilofacial para a imagiologia da articulação temporomandibular. [8]

Tabela 5: Interpretação USG da ATM e da estrutura circundante 8

Type of tissue	Echo pattern	Signal received	Appearance in USG
Joint space Artery/vein Water/fluids	Anechoic	Absent	Black
Internal surface of condyle Articular disc	Hypoechoic	Weak	Grey
Condylar rim Nerve	Hyperechoic	Intense	White/ black
Connective tissue joint capsule, retrodiscal/ muscular tissue	Isoechoic	Intermediate	Grey

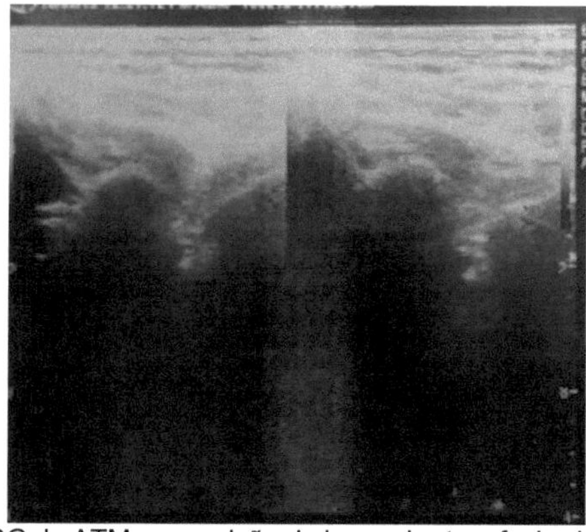

Figura 30: USG da ATM em posição de boca aberta e fechada com a cabeça do côndilo hiperecóica

Artrografia:

A artrografia é uma modalidade invasiva para o diagnóstico de DTMs escolhida para o exame funcional da articulação, para visualizar a perfuração/aderência do disco e corpos soltos nas articulações. O procedimento inclui a injeção de aproximadamente 1,5-2 ml de corante de contraste iodado radiopaco de alta concentração no espaço articular, sob a orientação de fluoroscopia, para obter uma imagem das estruturas não mineralizadas da articulação da MT. Com base na distribuição dos agentes de contraste no espaço articular, as aderências, a posição do disco e as perfurações podem ser analisadas durante as posições de abertura/fechamento da mandíbula. Uma vista oblíqua lateral transcraniana da articulação da MT pode ser visualizada através do posicionamento vertical da fonte de raios X no braço em C e do doente em posição deitada com o lado visado virado para cima. Movendo a fonte de radiação mais caudalmente, podem ser visualizadas as porções central e medial da articulação (Fig. 31).

Trata-se de uma técnica invasiva que requer a inserção de uma agulha fina na articulação da MT, pelo que podem ocorrer complicações como hemorragias, danos no disco e no nervo facial e introdução de infecções. Também apresenta o risco de uma reação de hipersensibilidade ao meio de contraste e o aumento da exposição à radiação. Uma vantagem é que, uma vez que a agulha é inserida na articulação sob anestesia local, podem ser realizados simultaneamente quaisquer procedimentos terapêuticos necessários de acordo com o diagnóstico, incluindo injecções terapêuticas de corticosteróides guiadas por artrografia e lavagem da articulação.[30]

É uma modalidade raramente utilizada para diagnosticar as DTM, uma vez que outras modalidades de imagiologia revelam um excelente exame dos tecidos moles, como a ultrassonografia (USG) e a RMN, sem inserção de agulha. No entanto, pode ser utilizada em doentes em que uma modalidade de imagiologia avançada (por exemplo, a RM) esteja contra-indicada.

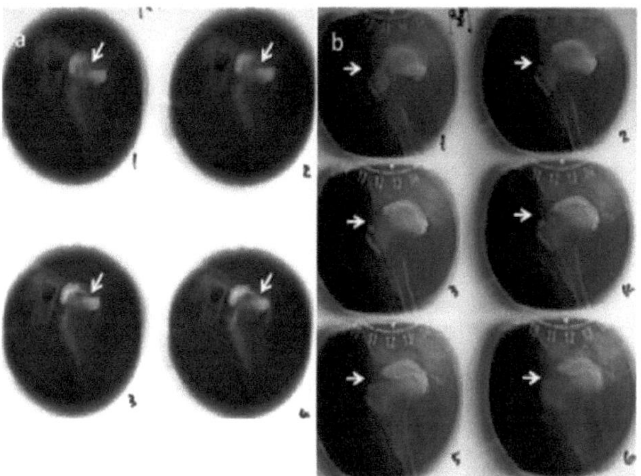

Figura 31: Artrografia da ATM do lado direito. a: Plano sagital na posição fechada.b: Plano frontal na posição fechada.

Artroscopia:

A artroscopia da ATM é um procedimento cirúrgico minimamente invasivo que oferece uma visualização direta das estruturas interiores das articulações, permitindo tanto a avaliação diagnóstica como intervenções terapêuticas. Através de uma pequena incisão, é inserida no espaço articular uma câmara minúscula denominada artoscópio, que fornece imagens de alta resolução das superfícies articulares da ATM, dos ligamentos do disco e dos tecidos circundantes. Como mostra a Fig:32

Este procedimento tem várias vantagens em relação à cirurgia aberta tradicional, incluindo a redução dos traumas nos tecidos circundantes, a diminuição da dor pós-operatória, uma recuperação mais rápida e cicatrizes mínimas. A artroscopia permite a identificação e o tratamento precisos de várias perturbações da ATM, incluindo deslocações do disco, aderências, sinovite, osteoartrite e desarranjos internos

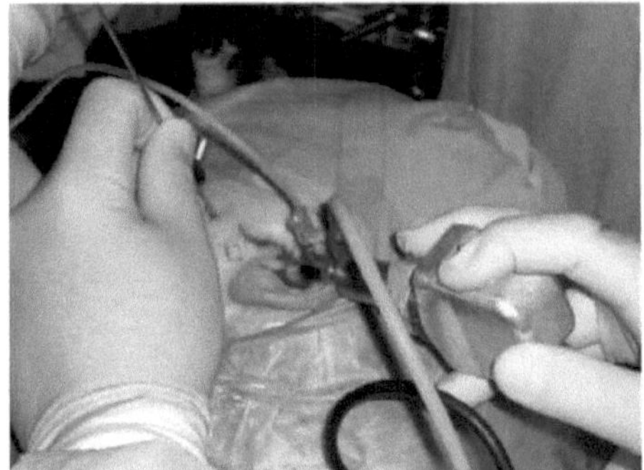

Figura 32: Colocação do artroscópio

Medicina nuclear :

As radiografias convencionais, a TC, a CBCT, a RM, a artrografia e a USG são técnicas de imagiologia morfológica em que é essencial que ocorra uma alteração anatómica para ser visualizada na radiografia pelo recetor da imagem. A imagiologia com radionuclídeos é um tipo de imagiologia funcional que detecta a doença através da avaliação das alterações fisiológicas causadas por processos bioquímicos anormais sem qualquer alteração da forma anatómica. As várias técnicas de medicina nuclear que podem ser aplicadas para detetar a doença na região da ATM são

1. Radiografia de nucleótidos/cintigrafia.
2. Tomografia por emissão de positrões (PET).
3. Tomografia computorizada de emissão de fotão único (SPECT).

As suas aplicações na deteção de várias DTM têm sido praticadas desde há muito tempo e permanecem controversas, uma vez que os resultados variam de acordo com cada estudo. Pode inferir-se que as técnicas de imagiologia da medicina nuclear, juntamente com outras modalidades de imagiologia, podem ajudar a compreender melhor as DTMs do que apenas considerar a imagiologia com radionuclídeos.

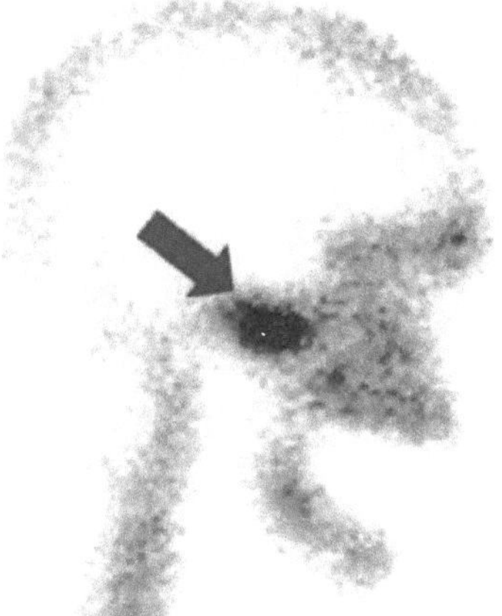

Figura 33: Cintigrafia óssea com Tc-99 m metileno difosfonato (MDP) com aumento da concentração do traçador no côndilo da mandíbula direita, sugestiva de crescimento ósseo ativo hipermetabólico e processo de ossificação

Objectivos para a imagiologia:

A seleção de uma técnica de imagiologia adequada pelo médico deve ser feita após uma análise cuidadosa do resultado e dos possíveis riscos associados à utilização de raios X. Os critérios de seleção radiográfica baseiam-se em achados clínicos de doentes para os quais existe uma elevada probabilidade de que uma determinada avaliação radiográfica possa fornecer pormenores para se chegar a um diagnóstico definitivo que altere o tratamento/prognóstico. Devem ser estabelecidas indicações claras para justificar a realização de quaisquer testes laboratoriais/imagiológicos num determinado doente.

Tabela 6: Vantagens e desvantagens de várias técnicas de imagiologia da ATM [8]

Radiographic Imaging	Advantages	Disadvantages
Panoramic imaging (OPG)	1.Ease of availability 2.Common initial screening modality 3.Visualization of bilateral condylar heads	1.Superimpositions 2.Ghost images 3.Mild osseous change not detected
TMJ tomogram	Position of condyle during open and closed mouth is obtained	Technique sensitive
Postero-anterior (PA) cephalometric projection	Can be advised in general hospital/ casualty set-up when dental radiographic equipment are unavailable	Superimpositions
Lateral cephalometric projection	Can be advised in general hospital/ casualty set-up when dental radiographic equipment are unavailable	Improper/poor image of the contralateral condyle due to superimpositions
Reverse Townes view (open mouth)	Excellent bilateral visualisation of condyle displacement in subcondylar fractures	Technique sensitive Superimposition of petrous ridge of temporal bone

Oblique lateral view (mandibular body)	Uncommonly used to examine the condyle	Superimpositions Difficult to examine the condyle
Oblique lateral view (mandibular ramus)	Similar to lateral cephalometric projection	Improper/poor image of the contralateral condyle due to superimpositions
Submentovertex projection	1.Uncommonly used to examine the condyle 2.Condyle relation to skull base in horizontal plane can be determined 3.Can be used to measure the angle of long axis of condylar heads used for tomography 4.Under-exposed view is used to evaluate zygomatic arch evaluation in trauma	Superimpositions Inadequate visualisation of the medial and lateral poles of TMJ
Trans-pharyngeal projection	Provides lateral view of the condyle	Depicts only the medial aspect of condyle clearly
Trans-cranial view	Provides lateral view of the condyle and image can be taken in both open and closed mouth position	Only lateral aspect of condyle is visualised clearly
Trans-orbital view	1.Useful to detect condylar neck fractures 2.Image of complete medial-lateral aspect of condyle is obtained in the frontal plane	1. Can be obtained in open/protruded mouth position only
Conventional tomography	1. Obtains image by blurring the image of structures lying outside the plane of interest	1. Reduced contrast resolution
	1.	1.

Computed tomography (CT) scan	2. Fine image of the joint lesions/ disorders/trauma 3D reconstruction allows rapid prototyping	2. Image degradation due to artefacts Contrast media can be toxic in patients with renal disease (if used)
Cone beam computed tomography (CBCT)	1. Rapid prototyping can be done 3D image of the condyle morphology can be obtained	1. Higher radiation dose as compared to conventional radiographs
Ultrasonography	1. Ionising radiation is not used Evaluation of different tissues with its boundaries	1. Interpretation requires sound knowledge for both the radiologist and the maxillofacial surgeon Only lateral side can be visualized adequately
Magnetic resonance imaging (MRI)	1. High quality images of soft tissue in any imaging plane 2. Non-invasive Uses non-ionising radiation	1. Does not provide clear picture of hard tissue changes 2. High cost 3. Long scan time Various metals in imaging field can distort image/injure the patient
Arthrography	1. Permits soft tissue examination	1. Invasive procedure 2. Risk of bleeding/facial nerve injury 3. Allergic reaction to contrast agent High radiation exposure
Single positron emission computed tomography (SPECT)	1. Detects abnormal metabolic bone activity: Condylar hyperplasia/ metastatic lesions	1. Assesses only physiologic changes
Positron emission tomography (PET)	1. Uncommon in TMJ examination	1. Assesses only physiologic changes

Anomalias radiográficas da ATM

Anomalias da articulação temporomandibular

Anomalias do desenvolvimento

As anomalias do desenvolvimento podem ser categorizadas como anomalias na forma e tamanho dos componentes articulares. As alterações radiográficas mais marcantes são geralmente observadas no côndilo, embora o componente temporal também possa ser deformado, muitas vezes remodelando-se para acomodar o côndilo anormal. A cartilagem articular condilar é um crescimento no lado afetado do côndilo, ramo mandibular, corpo mandibular e processo alveolar no local de crescimento mandibular dos lados afectados e, como resultado, as anomalias de desenvolvimento neste local podem manifestar-se como alterações .[19]

Hiperplasia condilar

A hiperplasia condilar é uma anormalidade do desenvolvimento que resulta no aumento e, ocasionalmente, na deformidade da cabeça do côndilo; isso pode ter um efeito secundário na fossa mandibular, pois ela se remodela para acomodar o côndilo anormal. Alguns factores etiológicos propostos incluem influências hormonais, trauma, infeção, hereditariedade, factores intra-uterinos e hipervascularização. O mecanismo pode ser a cartilagem hiperactiva ou o repouso cartilaginoso persistente, que aumenta a espessura de toda a camada cartilaginosa e pré-cartilaginosa. Esta condição é geralmente unilateral e pode ser acompanhada por vários graus de hiperplasia da mandíbula ipsilateral [19]

A hiperplasia condilar mandibular foi descrita pela primeira vez por Robert Adams em 1836, ao descrever um caso de artrite reumatoide.

Caraterísticas clínicas

Em 1986, Obwegeser e Madek classificaram a hiperplasia do côndilo mandibular em dois tipos principais: alongamento hemimandibular e hiperplasia hemimandibular. No entanto, a doença pode manifestar-se como híbrida unilateral ou combinada bilateral [32]

Em geral, há inclinação do plano oclusal maxilar e desvio mínimo do mento e da linha média dentária inferior no sentido contralateral, sendo ainda mais frequente o desvio ipsilateral. No caso de hiperatividade do côndilo mandibular na fase pós-puberdade, pode ocorrer mordida aberta posterior ipsilateral por falta de compensação maxilar [34]

Em termos funcionais, a hiperplasia do côndilo mandibular pode cursar com dificuldades fonéticas, mastigatórias e de deglutição devido à desarmonia oclusal, obstrução nasal por desvio do septo nasal e hipertrofia dos cornetos, desordem da articulação temporomandibular e problemas estéticos e de autoestima.[34]

Caraterísticas Radiográficas

O côndilo pode parecer relativamente normal, mas simetricamente aumentado, ou pode ter uma forma alterada (por exemplo, cónica, esférica, alongada, lobulada) ou um contorno irregular. Pode ser mais radiopaco devido à presença de osso adicional. Pode ser observada uma variação morfológica que se manifesta como alongamento da cabeça e do colo do côndilo com uma curvatura compensatória para a frente, formando um L invertido. Além disso, o colo do côndilo pode ser alongado e espessado e pode dobrar-se lateralmente quando visto no plano coronal (anteroposterior). A espessura cortical e o padrão trabecular do côndilo alargado são normalmente normais, o que ajuda a distinguir esta condição de uma neoplasia condilar (Fig. 34).

A fossa glenoide pode estar aumentada, geralmente à custa da inclinação posterior da eminência articular. O ramo e o corpo mandibular do lado afetado também podem estar aumentados, resultando numa depressão caraterística do bordo inferior da mandíbula na linha média, onde o lado aumentado se junta à mandíbula normal contralateral. O ramo afetado pode ter uma profundidade vertical aumentada e pode ser mais espesso na dimensão antero-posterior .19

As radiografias da face, como a panorâmica e a telerradiografia frontal e de perfil da face, são úteis para evidenciar alterações esqueléticas típicas da hiperplasia condilar mandibular.

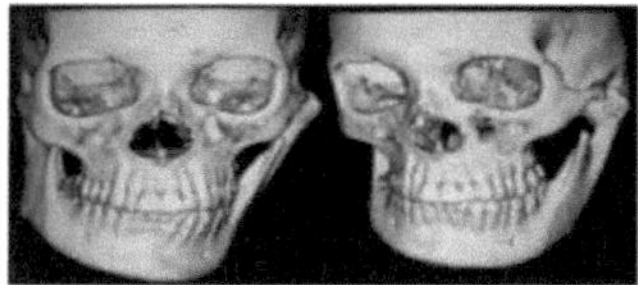

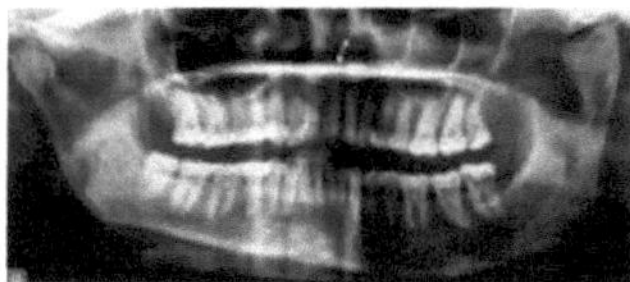

Figura 34: A TAC mostra um côndilo hiperplásico, um ramo alongado e um plano oclusal inclinado. A OPG revela um aumento grosseiro do côndilo esquerdo e a perda do entalhe antegonial com uma curvatura para baixo do bordo inferior da mandíbula.[35]

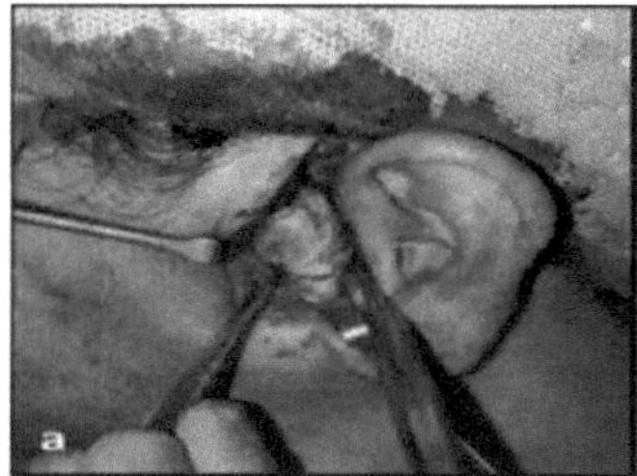

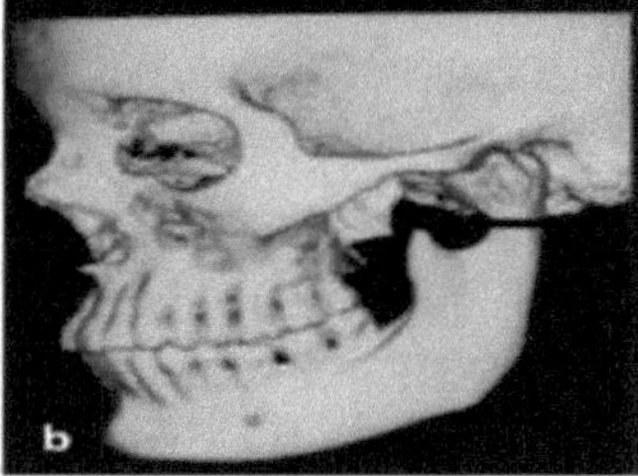

Figura 35: (a) Corte ósseo efectuado no colo do côndilo, local operatório exposto com incisão pré-auricular.(b) Representação diagramática da cirurgia efectuada [35]

Hipoplasia condilar

A hipoplasia condilar é uma falha do côndilo em atingir o tamanho normal devido a anomalias congénitas e de desenvolvimento ou a doenças adquiridas que afectam o crescimento condilar. O côndilo é pequeno, mas a morfologia condilar é normalmente normal.[19] A hipoplasia condilar resulta de distúrbios congénitos ou do desenvolvimento ou devido a causas adquiridas. As causas adquiridas que resultam em hipoplasia do côndilo incluem lesões traumáticas sofridas durante o crescimento e desenvolvimento da mandíbula, radiação terapêutica e artrite. [36]

Caraterísticas clínicas

A hipoplasia condilar é mais frequentemente unilateral, a menos que seja uma caraterística de uma síndrome (por exemplo, síndrome de Treacher Collins, sequência de Pierre Robin)
O côndilo é um centro de crescimento mandibular; portanto, a hipoplasia condilar está geralmente associada a algum grau de hipoplasia mandibular unilateral e assimetria facial. Pode desenvolver-se um desvio da linha média mandibular para o lado afetado e uma acentuação desse desvio na abertura mandibular e na má oclusão. A quantidade de perturbação do crescimento da mandíbula está relacionada com a precocidade do início da perturbação do crescimento condilar; um início mais precoce resulta num subdesenvolvimento mais grave do ramo e do corpo mandibular. Os pacientes com hipoplasia condilar podem desenvolver sintomas de disfunção da ATM [19]

Nesta situação, o côndilo mantém normalmente a sua forma, mas parece mais pequeno. A maioria destes doentes também apresenta um ramo e um corpo da mandíbula proporcionalmente mais pequenos. Um entalhe antigonial proeminente pode ser visto [36]

Caraterísticas Radiográficas

O côndilo pode ser normal em forma e estrutura, mas está diminuído em tamanho, e a fossa mandibular é proporcionalmente pequena. O colo do côndilo é mais fino e pode parecer curto ou alongado. O processo coronoide é geralmente delgado. A borda posterior do ramo e do colo condilar pode ter uma inclinação dorsal (posterior), criando uma concavidade no contorno da superfície posterior da mandíbula na imagem panorâmica. Se houver uma hipoplasia mandibular associada, ela se manifesta com um entalhe antegonial aprofundado e altura vertical diminuída do corpo mandibular, como mostrado na Figura (36). Ocasionalmente, pode também ocorrer apinhamento dentário. Podem ser detectadas alterações degenerativas na articulação afetada, como se mostra na Figura (37)

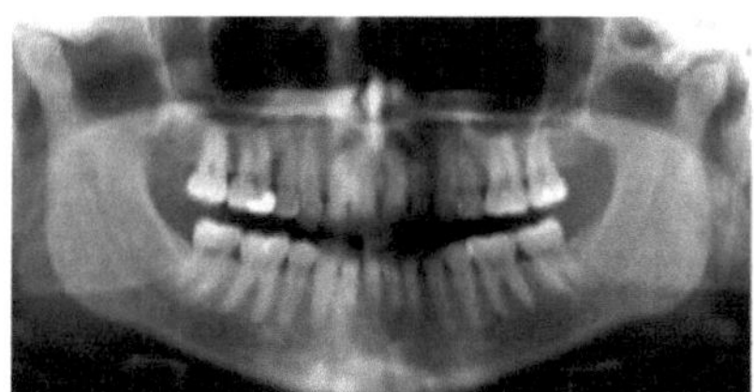

Figura 36: A imagem panorâmica revela hipoplasia do côndilo esquerdo. Neste caso, a hipoplasia está restrita à cabeça e ao colo do côndilo, com um envolvimento mínimo do ramo e do corpo da mandíbula.[19]

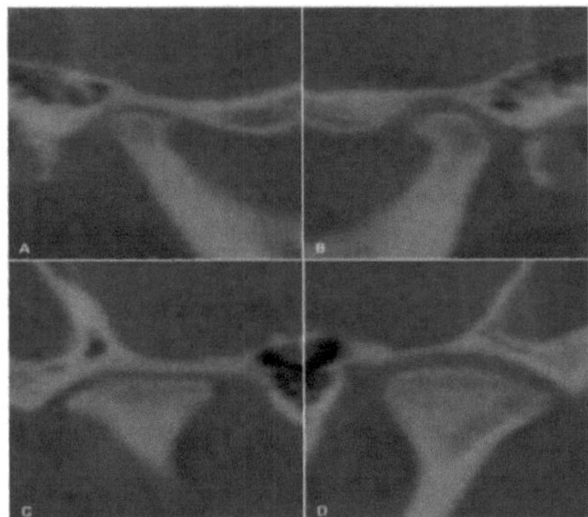

Figura 37: TC de feixe cónico de hipoplasia condilar unilateral, imagens reformatadas sagital (A e B) e coronal (C e D). A e C, O côndilo direito é hipoplásico e existe remodelação secundária. As superfícies articulares do côndilo e o aspeto anterior da fossa glenoide são achatados e o espaço articular superior é mais fino em comparação com o esquerdo. B e D, Lado esquerdo do mesmo doente com côndilo normal. [19]

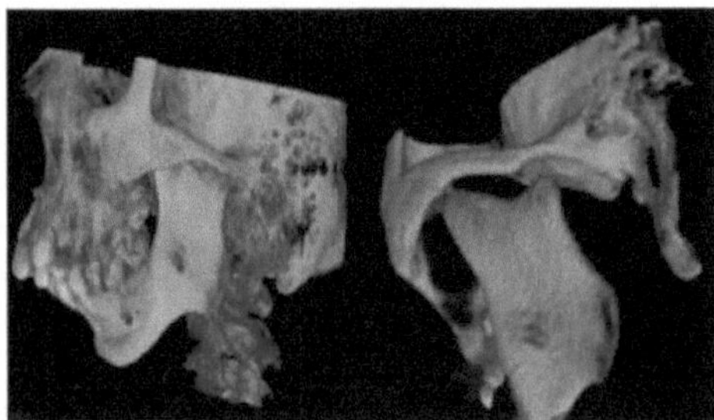

Figura 38: (A e B) 3D CBCT lateral esquerda mostra hipoplasia da fossa glenoide e do côndilo

Hiperplasia coronoide

A hiperplasia do processo coronoide pode ser adquirida ou de desenvolvimento, resultando no alongamento do processo coronoide. Na variante de desenvolvimento, a condição é geralmente bilateral. Os tipos adquiridos podem ser unilaterais ou bilaterais e geralmente são uma resposta à restrição do movimento condilar causada por anormalidades como a anquilose .19

Caraterísticas clínicas

A hiperplasia coronoide é uma das causas raras de limitação progressiva da abertura da boca devido ao impacto do processo coronoide alargado da mandíbula no osso zigomático.

Normalmente, a forma do processo coronoide não se altera, mas apenas aumenta de tamanho.

Ao exame clínico, não há assimetria facial aparente ou dor. Geralmente começa na puberdade. Os homens são mais frequentemente afectados do que as mulheres (5:1). Para além da herança genética, foram propostas outras causas para a ocorrência de hiperplasia da coroideia, tais como traumatismo, aumento da atividade do músculo temporal e estímulo endócrino. [36]

Caraterísticas Radiográficas

A vista de Waters e a ortopantomografia são geralmente suficientes para avaliar a hiperplasia coronoide. Acredita-se que a projeção das pontas dos processos coronóides pelo menos 1 cm acima do bordo inferior do arco zigomático é patognomónica de hiperplasia coronoide. O impacto do processo coronoide alongado sobre os zigomas pode ser melhor apreciado através de uma imagem axial de TC com a boca aberta[36]

A remodelação da superfície posterior do processo zigomático da maxila, para acomodar o processo coronoide alargado durante a função, também pode ser observada. Devido ao facto de esta condição ser frequentemente bilateral, ambos os lados devem ser examinados para detetar anomalias. O aspeto radiográfico das ATMs é geralmente normal 19

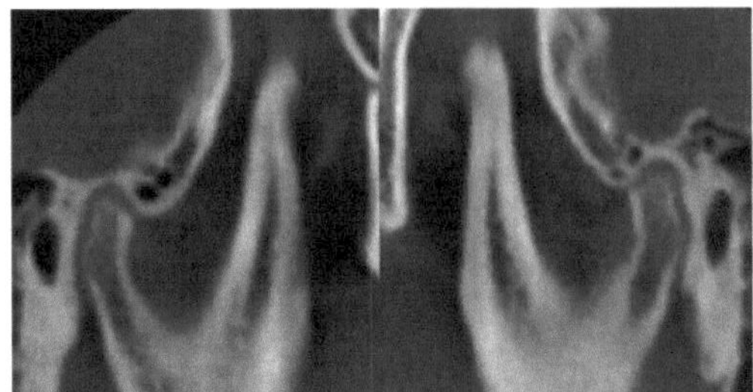

Figura 39: Tomografia computadorizada de feixe cônico sagital de hiperplasia coronoide. O processo coronoide é alongado e se estende acima da borda inferior do arco zigomático (seta), mas, fora isso, tem forma normal. [19]

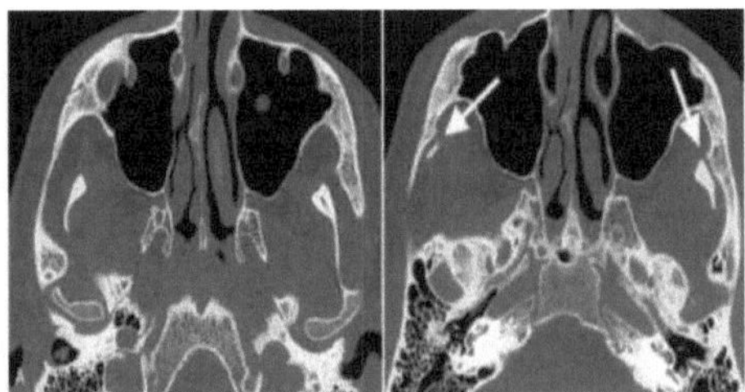

Figura 40: Duas imagens axiais de TC tomadas nas posições de boca fechada (A) e boca aberta (B) mostrando o impacto dos processos coronóides hiperplásicos com o aspeto medial do arco zigomático (setas). Note-se a hiperostose na superfície medial do processo zigomático no ponto de impacto.[19]

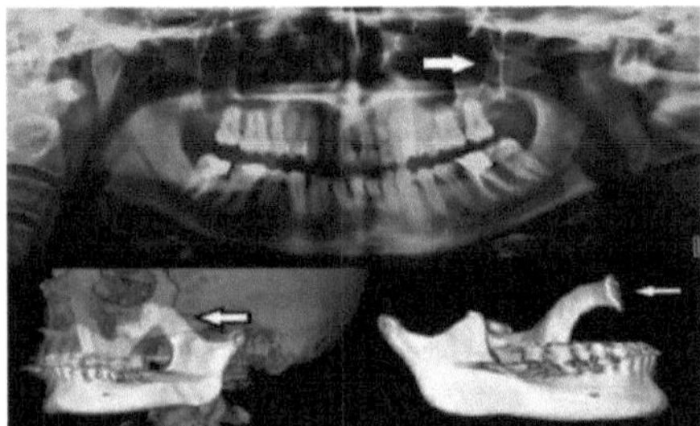

Figura 41: Radiografia panorâmica do doente (em cima) e tomografia computorizada (em baixo). A seta em todas as imagens mostra o processo ósseo.

Anquilose da ATM:

A anquilose é também conhecida coloquialmente como uma articulação fundida ou uma articulação rígida. A anquilose da articulação temporomandibular (ATM) ou anquilose craniomandibular é caracterizada pela formação de uma massa fibrosa ou óssea, que substitui a arquitetura normal da articulação. A anquilose da ATM pode resultar de uma variedade de factores etiológicos que afectam a articulação e as estruturas circundantes. Pode ser classificada pela localização (intra/extra-articular), tipo de tecido envolvido (ósseo/fibroso/fibro-ósseo) e extensão da fusão (completa/incompleta). [8]

Tabela 7: Etiologia da ATM

Etiology	Condition
Trauma	Forceps delivery during birth Condylar fracture
Infection	Otitis media Osteomyelitis of mandible Actinomycosis Peri-articular abscess
Inflammation	Rheumatoid arthritis Ankylosing spondylitis Psoriatic arthritis Poliomyelitis
Systemic disease	Tuberculosis Gonorrhoea Scarlet fever
Miscellaneous	Congenital (Syndromes)

Caraterísticas clínicas:

O desenvolvimento de anquilose da ATM na primeira infância leva a deformidades graves do desenvolvimento da face, ao passo que, se for de início na idade adulta, há menos ou nenhuma deformidade facial. As caraterísticas clínicas podem variar consoante o início e o lado envolvido. Todos os doentes apresentam geralmente uma higiene oral deficiente que conduz a múltiplos dentes cariados. A apresentação comum inclui abertura bucal reduzida ou inexistente, retrognatia, micrognatia, processo coronoide alongado que é evidente na imagiologia e apneia obstrutiva do sono (AOS). Normalmente, a dor nunca é uma caraterística de apresentação. A via aérea estreita que leva à apneia obstrutiva do sono nestes doentes está representada

Caraterísticas radiológicas:

A avaliação radiográfica da ATM permite distinguir entre anquilose óssea e fibrosa. As modalidades radiográficas utilizadas para avaliação são o ortopantomograma (OPG), o tomograma computorizado (CT) e o tomograma computorizado de feixe cónico (CBCT). A Ressonância Magnética (RM) pode ser utilizada para diagnosticar com precisão a anquilose fibrosa ou os restos de disco entre a anquilose óssea. As imagens de TC revelam a fusão dos ossos na região da ATM envolvendo o espaço articular e a cabeça do côndilo. Estes modelos também ajudam no planeamento pré-cirúrgico. Em alguns casos, pode ser aconselhável pedir um angiograma para avaliar a vasculatura medial ou presa dentro da massa anquilótica. [19]

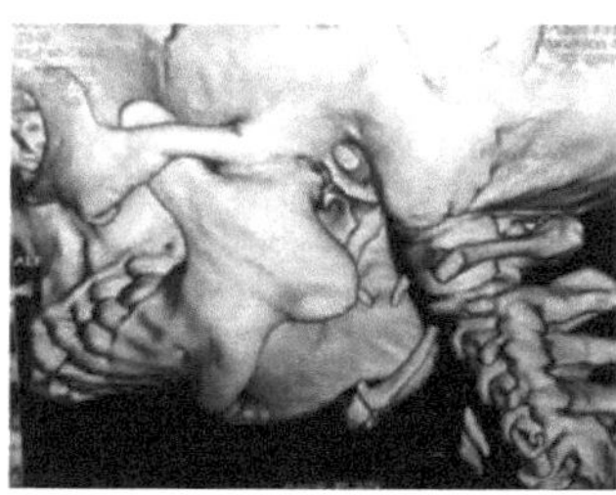

Figura 42: Imagem reconstruída em três dimensões (3D) mostrando anquilose da ATM com processo coronoide alongado medialmente ao arco zigomático

Anomalias dos tecidos moles

Perturbações internas

O desarranjo interno da ATM é definido como uma relação posicional anormal do disco em relação ao côndilo mandibular e à eminência articular OU O desarranjo interno da articulação temporomandibular (ATM) é definido como uma perturbação dos aspectos internos da ATM em que se verifica uma deslocação do disco da sua relação funcional normal com o côndilo mandibular e a porção articular do osso temporal. Estas são as perturbações na disposição dos componentes dentro da própria articulação, principalmente do disco. É o distúrbio mais comum da ATM. Estas perturbações são do tipo articulação em clique ou articulação em bloqueio.[37]

O disco é mais frequentemente deslocado na direção anterior, mas pode ser deslocado anteromedialmente, medialmente ou anterolateralmente. As deslocações laterais e posteriores são extremamente raras.

A causa dos desarranjos internos é desconhecida; embora a parafunção, as lesões dos maxilares (por exemplo, traumatismo direto), a lesão por efeito de chicotada e a abertura forçada para além do intervalo normal tenham sido implicadas, os desarranjos internos podem ser diagnosticados por RM.[19]

Deslocamento do disco com redução quando O disco é deslocado da sua posição entre o côndilo e a eminência para uma posição anterior e medial ou lateral (mais comum é anterior ou anteromedial), mas é reduzido na abertura total da boca, resultando normalmente num ruído. O estalido ocorre tanto na abertura vertical como no fecho. Pode haver dor ao mastigar alimentos duros. Esta condição pode ser observada em condições de estalido crónico em doentes que tendem a cerrar e ranger os dentes à noite e em doentes com falta de dentes posteriores com subsequente sobrefechamento da mordida [37]

Deslocação do disco sem redução quando a deslocação do disco (medialmente, lateralmente e anteriormente) não assume a posição normal. Também se designa por bloqueio fechado. Neste caso, o disco foi deslocado de forma permanente e a sua forma foi deformada de modo a impedir que o côndilo da mandíbula se desloque para uma posição totalmente aberta. Pode ser observada com e sem abertura limitada. O diagnóstico é feito principalmente pela ausência de sons articulares e de deflexão [37]

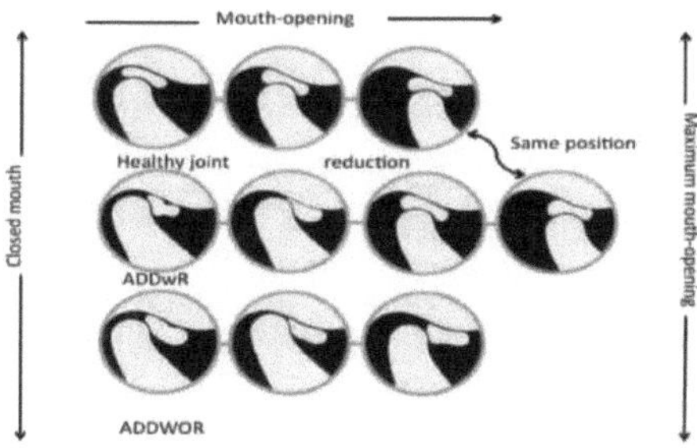

Figura 43: Posição e movimento do disco durante a abertura da mandíbula.

Caraterísticas clínicas

O deslocamento do disco foi encontrado tanto em pacientes sintomáticos como em voluntários saudáveis, sugerindo que pode ser uma variante normal e não necessariamente um fator predisponente na disfunção da ATM. Os pacientes sintomáticos podem apresentar uma diminuição da amplitude de movimento mandibular.

Os desarranjos internos podem ser unilaterais ou bilaterais; os casos unilaterais podem manifestar-se clinicamente como desvio mandibular para o lado afetado na abertura. Os doentes podem queixar-se de dor na região pré-auricular ou de dores de cabeça e podem ter episódios de bloqueio fechado ou aberto da articulação. Os doentes podem ter de manipular a mandíbula para a abrir completamente após um aparente bloqueio fechado, aplicando uma pressão dirigida medialmente na articulação afetada ou na mandíbula com a mão. [19]

Caraterísticas radiográficas

Posição normal do disco. O disco articular não pode ser visualizado com radiografia convencional ou imagens de CBCT ou MDCT; a RM é a técnica de escolha. Na RM, o disco normal tem uma intensidade de sinal baixa (ou seja, é escuro, entre o osso e o músculo), e a intensidade de sinal da fixação posterior é normalmente mais elevada (ou seja, mais clara). Num corte de imagem sagital, o disco bicôncavo normal aparece como uma forma de "laço". Na posição de boca fechada, o disco normal está posicionado com a banda posterior diretamente superior ou ligeiramente anterior à cabeça do côndilo (por volta da posição das 11 horas). A parte intermédia fina do disco situa-se entre a superfície ântero-superior do côndilo e a superfície posterior da eminência articular, como se mostra na Fig. 43. Em todas as posições de abertura da boca, a parte intermédia fina deve permanecer a superfície de articulação do disco entre o côndilo e a eminência articular [19]

A imagiologia por RM é necessária para a identificação de um disco deslocado. Embora uma posição condilar retruída, observada em imagens de CBCT ou MDCT, tenha sido associada a uma deslocação anterior do disco, a posição condilar em intercuspidação máxima é um indicador pouco fiável da deslocação do disco. A deslocação anterior é a deslocação mais comum do disco. Um disco é considerado deslocado anteriormente quando a sua banda posterior fica anterior à sua posição normal e a zona intermédia fina já não está posicionada entre o côndilo e a eminência articular. Esta deslocação pode variar de parcial a total, com a banda posterior a situar-se entre o côndilo e a eminência articular, numa deslocação parcial ligeira, a situar-se bem antes da cabeça do côndilo, numa deslocação total grave, como se mostra na Fig. 44.

Quando o disco está severamente deslocado anteriormente, pode ser observada uma dobra parcial do disco no espaço articular anterior. Por vezes, a identificação da banda posterior é difícil devido à deformação desta parte do disco. Além disso, quando o disco está cronicamente posicionado anteriormente, a fixação posterior é puxada entre as superfícies de articulação do côndilo e do osso temporal e, devido à fibrose resultante, o seu sinal tecidular pode tornar-se mais baixo e aproximar-se do sinal da banda posterior.

É útil identificar a posição da parte intermédia fina do disco para determinar se está deslocada anteriormente da sua posição normal entre as superfícies de articulação do côndilo e da eminência articular.

A deslocação anteromedial é indicada em cortes de imagem sagital quando o disco está numa posição normal nas imagens mediais da articulação, mas posicionado anteriormente nas imagens laterais da mesma articulação.

A deslocação medial ou lateral é indicada na RM coronal quando o corpo do disco está posicionado no aspeto medial ou lateral do côndilo, respetivamente, como se mostra na Figura (38C). A deslocação posterior do disco é rara.

Redução e não redução do disco. Durante a abertura da boca, um disco deslocado anteriormente pode reduzir-se a uma relação normal com a cabeça do côndilo durante qualquer parte do movimento de abertura.

Nos estudos de movimento, este é normalmente um movimento posterior rápido do disco, e é frequentemente acompanhado por um clique audível. Esta condição é designada por redução do disco e pode ser diagnosticada na RM se o disco estiver deslocado anteriormente em vistas de boca fechada, mas estiver numa posição normal em vistas de boca aberta, como se mostra na Fig. 45. Se o disco permanecer deslocado anteriormente aquando da abertura, é diagnosticado como não redutor.

As alterações fibróticas da fixação posterior de um disco deslocado podem alterar o seu sinal tecidular para se aproximar do sinal do disco e tornar a identificação do próprio disco difícil ou impossível. Nesses casos, o disco pode ser erroneamente interpretado como ocupando uma posição normal na abertura máxima. A identificação de tecido excessivo com baixa intensidade de sinal anterior à cabeça do côndilo, representando o verdadeiro tecido do disco, deve ajudar a confirmar o estado de não redução do disco.

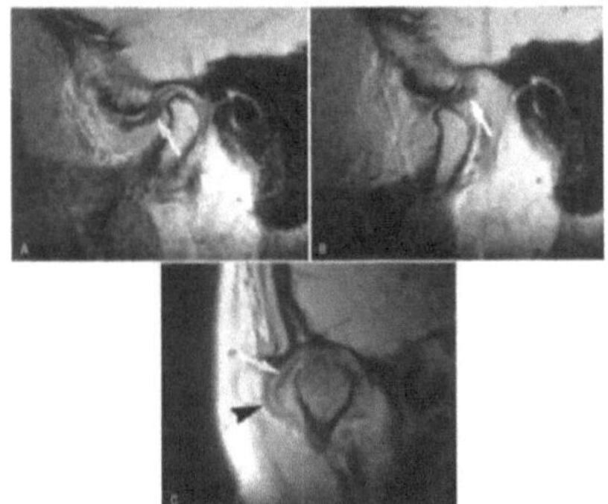

Figura 44: RM de deslocamento anterior do disco com redução. A, Vista sagital fechada mostrando o disco com a sua banda posterior (seta) anterior ao côndilo; note-se a posição anterior da secção intermédia fina do disco. B, vista aberta mostrando a relação normal entre o disco e o côndilo e a banda posterior do disco (seta). C, Vista coronal mostrando o disco (seta branca) deslocado lateralmente. A cápsula articular (ponta de seta preta) projecta-se lateralmente.[19]

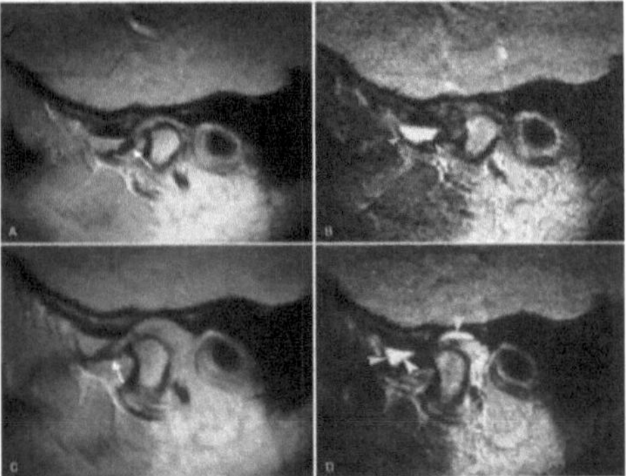

Figura 45: RM de deslocação do disco sem redução na presença de derrame articular. A, O disco (seta) está deslocado anteriormente nesta imagem fechada ponderada em T1. B, Uma imagem ponderada em T2 da mesma secção mostra a coleção de derrame articular (pontas de seta) no recesso anterior do espaço articular superior. C, Imagem aberta ponderada em T1 mostrando que o disco permanece anterior ao côndilo. A banda posterior do disco está indicada com uma seta.D, Esta imagem ponderada em T2 está no mesmo nível de C. Note o derrame articular (pontas de seta) nos recessos anterior e posterior do espaço articular

superior [19]

Remodelação e condições artríticas

Remodelação

A remodelação é uma resposta adaptativa da cartilagem e do tecido ósseo a forças aplicadas na articulação que podem ser excessivas, resultando na alteração da forma do côndilo e da eminência articular. Esta resposta adaptativa pode resultar num achatamento das superfícies articulares curvas, o que efetivamente distribui as forças por uma área de superfície maior. O número de trabéculas também aumenta, aumentando a densidade do osso esponjoso subcondral (esclerose) para resistir melhor às forças aplicadas. Não ocorre destruição ou degeneração dos tecidos moles articulares. [19]

A remodelação da ATM ocorre ao longo da vida adulta e só é considerada anormal se for acompanhada de sinais e sintomas clínicos de dor ou disfunção ou se o grau de remodelação observado radiograficamente for considerado grave. A remodelação pode ser unilateral e não serve invariavelmente como um precursor da doença articular degenerativa [19]

Caraterísticas clínicas

A remodelação pode ser assintomática, ou os pacientes podem apresentar sinais e sintomas de disfunção temporomandibular que podem estar relacionados com os componentes dos tecidos moles, músculos associados ou ligamentos. O desarranjo interno do disco pode ser um fator de acompanhamento [19]

Caraterísticas radiográficas

As alterações observadas nas imagens de diagnóstico podem afetar o côndilo, o componente temporal ou ambos; ocorrem primeiro na superfície ântero-superior do côndilo e na vertente posterior da eminência articular.

O aspeto lateral da articulação é afetado nas fases iniciais, e os aspectos central e medial tornam-se envolvidos à medida que a remodelação progride. Estas alterações podem incluir uma ou uma combinação das seguintes: achatamento, espessamento do córtex das superfícies articulares e esclerose subcondral, como se mostra na Figura (46) .

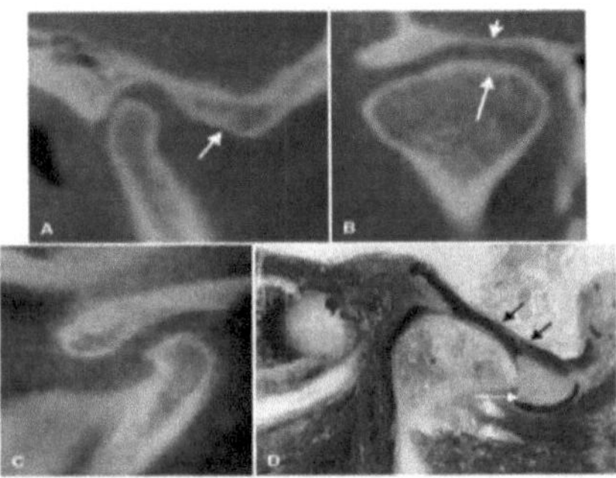

Figura 46: Imagens de TCFC reformatadas sagital (A) e coronal (B) da ATM direita mostram remodelação.

A, O componente temporal direito apresenta esclerose subcondral e achatamento da eminência articular (seta). B, O côndilo direito apresenta um ligeiro achatamento do aspeto lateral e esclerose subcondral do aspeto medial (seta). O componente temporal direito também está achatado (cabeça de seta). C, A imagem sagital de CBCT mostra um achatamento significativo da cabeça do côndilo. D, Espécime de cadáver. Note-se o achatamento do componente temporal (setas pretas) e a grande perfuração posterior a um disco residual deformado (seta branca).

Doença articular degenerativa

Osteoartrite

A osteoartrite (OA) é definida como uma doença degenerativa da articulação caracterizada pela deterioração do tecido articular e pela remodelação concomitante do osso subcondral subjacente .

A OA é causada principalmente pela degeneração dos colagénios e proteoglicanos da cartilagem, levando à fibrilhação, erosão e fissuração da camada superficial da cartilagem[39]

Este processo estende-se a uma camada mais profunda da cartilagem e acaba por aumentar, formando erosões. A superfície articular da ATM tem uma capacidade de adaptação notável. A cartilagem hialina das articulações de suporte de carga do corpo é mais resistente à carga compressiva, mas a fibrocartilagem da ATM suporta melhor a força de cisalhamento. Quando a exigência funcional excede a capacidade de adaptação da ATM ou se o indivíduo afetado é suscetível a uma resposta desadaptativa, então o estado de doença irá surgir [42]

Caraterísticas clínicas

A OA é uma doença relacionada com a idade e a OMS estima que, a nível mundial, 25% dos adultos com mais de 65 anos sofrem de dor e incapacidade associadas a esta doença.

As caraterísticas clínicas são sensibilidade na região da articulação, dor ao movimento da articulação durante a abertura da boca e a excursão lateral, e rangido ou crepitação dura [53]

Alguns estudos referem que a doença acaba por se "extinguir" e os sintomas desaparecem ou diminuem significativamente de gravidade nos casos de longa duração [19]

Caraterísticas radiográficas

As alterações ósseas na DJD são mais bem representadas nas imagens de TC, embora as alterações ósseas também possam ser detectadas na RM, particularmente nas imagens ponderadas em T1. As erosões são um sinal da componente de deterioração da DJD. Manifestam-se como pequenas ou grandes picadas ou escavações das superfícies articulares da articulação, resultando na perda de continuidade das corticais e eventual perda de volume ósseo, como mostra a Figura(48) .

Na DJ grave, a fossa glenoide pode parecer grosseiramente alargada devido à erosão da vertente posterior da eminência articular. Esta erosão pode permitir que a cabeça do côndilo se mova para a frente e superiormente para uma posição anterior anormal que pode resultar numa mordida aberta anterior. O côndilo também pode ser acentuadamente diminuído em tamanho e alterado em forma devido a erosões graves. Nalguns casos, são visíveis pequenas áreas radiolucentes, redondas, com margens irregulares rodeadas por uma área variável de densidade aumentada, na profundidade das superfícies de articulação.[57] Estas lesões são designadas por quistos de Ely ou quistos ósseos subcondrais, mas não são verdadeiros quistos; são áreas de degeneração que contêm tecido fibroso, tecido de granulação e osteoide (ver Fig. 47, A e B). Quando o doente está em máxima intercuspidação, o espaço articular pode ser estreito ou estar ausente. Este achado está frequentemente relacionado com um disco deslocado e, frequentemente, com uma perfuração do disco ou da fixação posterior, resultando no contacto osso-osso dos componentes da articulação.[19]

Na fase proliferativa da doença, a formação óssea ocorre na periferia das superfícies articulares. Estas projecções de osso novo são designadas por osteófitos e, embora se possam formar em qualquer parte da articulação, são normalmente observadas na superfície ântero-superior do côndilo, na face lateral do componente temporal, ou em ambos, como mostra a Figura (49). Os osteófitos criam superfícies articulares mais largas e planas e servem para distribuir a carga sobre a articulação numa área maior. Em casos graves, a formação de osteófitos pode estender-se desde a eminência articular até quase envolver a cabeça do côndilo.

Os osteófitos também podem romper-se e ficar livres no espaço articular. Esses fragmentos são conhecidos como "ratos articulares" e devem ser diferenciados de outras condições que causam radiopacidades no espaço articular, como mostrado na Figura (49). Graus variáveis de esclerose do osso subcondral podem acompanhar qualquer uma das alterações descritas.

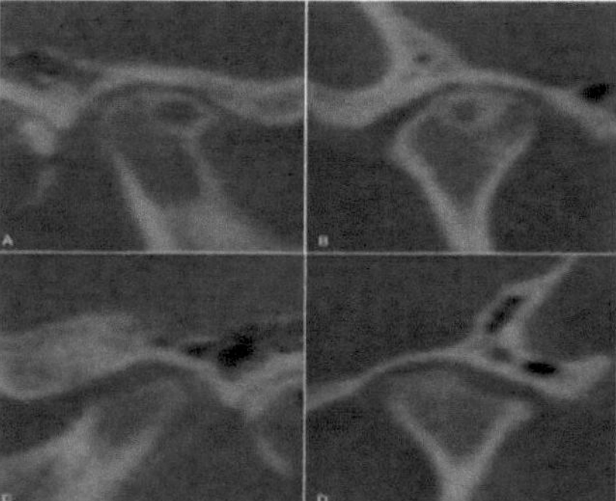

Figura 47: TC de feixe cónico, posição fechada, representando várias erosões na doença articular degenerativa. A e B, o mesmo doente, lado direito. Grande erosão semelhante a um quisto subcondral ("quisto de Ely") do côndilo rodeado por uma ampla zona de esclerose AB. Note-se também o espaço articular fino. C e D, O mesmo doente, lado esquerdo. Erosão alargada da superfície condilar anterolateral. Note-se também a falta de corticação da restante superfície condilar e o achatamento do componente temporal

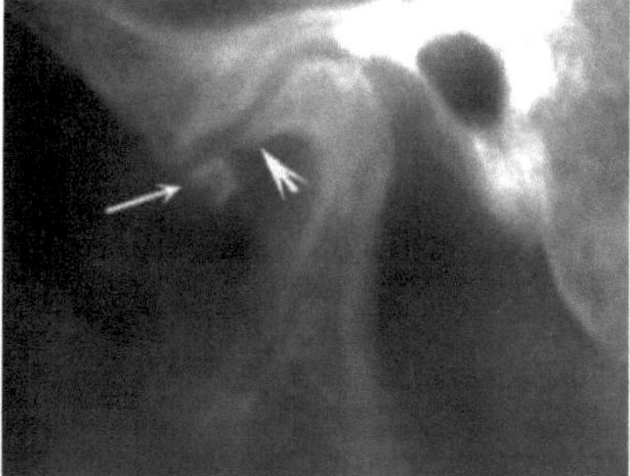

Figura 48: Tomografia sagital da articulação temporomandibular esquerda. Um grande osteófito que emana do aspeto anterior do côndilo (seta curta) e um "rato articular" (seta longa) posicionado anteriormente ao côndilo no espaço articular.

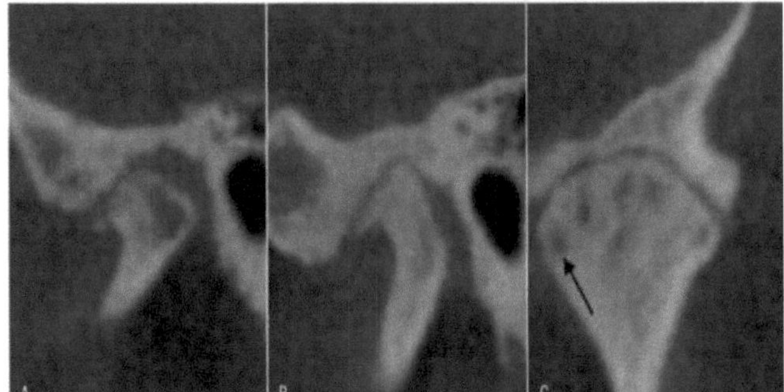

Figura 49: TC de feixe cónico, posição fechada, mostrando dois casos de doença articular degenerativa (doentes diferentes). A, Reformatação sagital. Erosões superficiais do côndilo com formação de osteófitos na face anterior. Esclerose subcondral, achatamento e erosões do componente temporal. O côndilo também está posicionado anteriormente na fossa glenoide. B, Reformatação sagital. Formação proeminente de osteófitos na face anterior do côndilo, achatamento e esclerose subcondral de todos os componentes articulares, com diminuição da largura do espaço articular. C, Reformatação coronal, mesmo paciente que B. Múltiplas erosões subcondrais não visíveis na reformatação sagital (seta, um exemplo).

Trauma

As fracturas da ATM ocorrem geralmente no colo do côndilo e são frequentemente acompanhadas de luxação da cabeça do côndilo. As fracturas podem ser classificadas de acordo com a localização anatómica da fratura: cabeça do côndilo, colo do côndilo e região subcondral. Ocasionalmente, está envolvida mais do que uma localização anatómica. Em raras ocasiões, a fratura pode envolver o componente temporal [19]

Caraterísticas clínicas

As fracturas unilaterais, que são mais comuns do que as bilaterais, podem ser acompanhadas por uma fratura parassinfisária ou do corpo mandibular no lado contralateral. O paciente pode apresentar inchaço sobre a ATM, dor, limitação da amplitude de movimento e mordida aberta anterior. Algumas fracturas da ATM são relativamente assintomáticas e podem não ser descobertas no momento do traumatismo; em vez disso, surgem como achados acidentais numa altura posterior, quando são realizadas radiografias por outros motivos. As fracturas condilares devem ser excluídas se o doente tiver uma história de um golpe na mandíbula, especialmente no aspeto anterior. Se uma fratura condilar ocorrer durante o período de crescimento mandibular, o crescimento pode ser inibido devido a danos no centro de crescimento condilar.

O grau de hipoplasia subsequente está relacionado com a fase de desenvolvimento da mandíbula na altura da lesão (os doentes mais jovens têm uma hipoplasia mais profunda) e com a gravidade da lesão.

Caraterísticas radiográficas

Em fracturas relativamente recentes do colo do côndilo, é visível uma linha radiolucente limitada ao contorno do colo. Esta linha pode variar em largura, dependendo do facto de os fragmentos ósseos ainda estarem alinhados (linha estreita) ou de ter ocorrido deslocação/luxação (linha mais larga). Se os fragmentos ósseos se sobrepuserem, pode ser observada uma área de aparente aumento da radiopacidade em vez de uma linha radiolucente, como se mostra na Fig. 50. Além disso, o limite cortical externo pode ter um contorno irregular ou um defeito em degrau.

Aproximadamente 60% das fracturas condilares mostram evidência de angulação do fragmento e um grau variável de deslocamento (dislocação) das extremidades da fratura. As fracturas da cabeça do côndilo são menos comuns e podem ser do tipo vertical (responsável pelo tipo traumático do côndilo bífido) ou compressivo, como mostra a Fig. 51

A TC é a modalidade de imagem preferida para avaliar fracturas condilares porque não há sobreposição de estruturas adjacentes e as reformatações da ATM fornecem imagens em vários planos diferentes. As imagens reformatadas em duas e três dimensões são úteis para localizar com precisão um fragmento fracturado. Em alternativa, se a TC não estiver disponível, podem ser utilizadas projecções radiográficas múltiplas em ângulo reto a partir dos aspectos lateral, frontal e basilar para detetar uma fratura.[43]

A quantidade de remodelação observada na ATM após uma fratura condilar com deslocamento medial varia consideravelmente.

Em alguns casos, o côndilo remodela-se para uma forma essencialmente normal, enquanto noutros casos o côndilo e a fossa mandibular ficam achatados, com perda de altura vertical no lado afetado. O côndilo pode eventualmente apresentar alterações degenerativas, incluindo achatamento, erosão, formação de osteófitos e anquilose. Estas alterações são mais graves se o côndilo estiver deslocado. As fracturas condilares também podem estar associadas a danos nos tecidos moles intracapsulares, incluindo o disco, a cápsula articular e os tecidos retrodiscais, e a hemartrose e derrame articular.

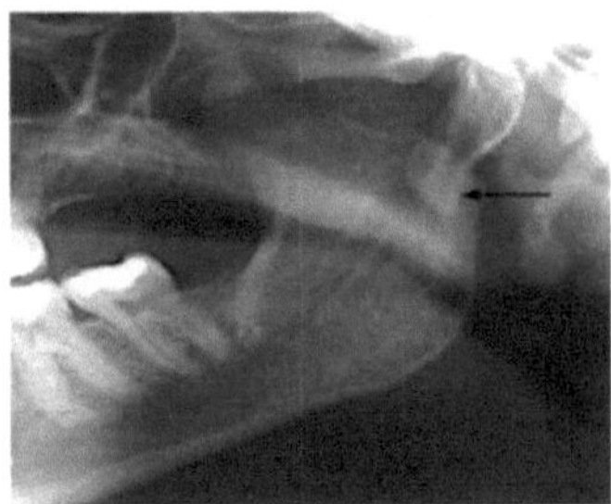

Figura 50: Fratura do colo do côndilo (imagem panorâmica). A seta aponta para a sobreposição de fragmentos, evidenciada pelo aumento da radiopacidade.

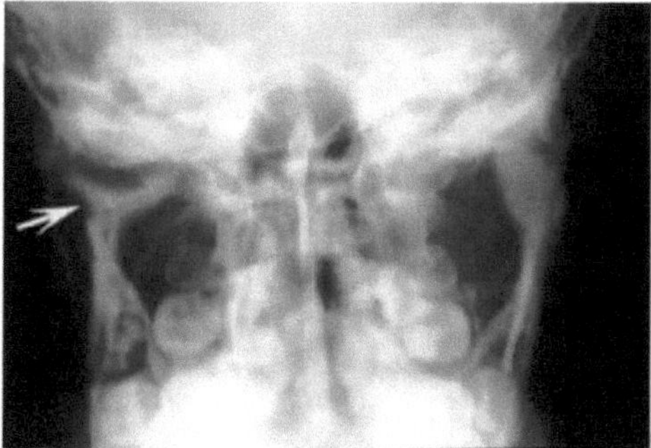

Figura 51: Vista aberta de Towne da fratura por compressão da cabeça do côndilo direito (seta).

Tumores

Tumores benignos

O tumor benigno mais comum que afecta a ATM é o osteoma, seguido do osteocondroma.

Os osteomas podem ocorrer como uma lesão única e isolada ou como parte da síndrome de Gardner. Estes tumores benignos produzem frequentemente um inchaço sensível e os doentes apresentam geralmente uma história de traumatismo.[3] 6.

Caraterísticas clínicas

Tumores benignos Todos os tumores benignos partilham as caraterísticas semelhantes de crescimento lento da massa tumoral, desenvolvimento gradual da má oclusão (geralmente mordida aberta posterior unilateral, deflexão da mandíbula para o lado não afetado, assimetria facial, ruídos articulares e restrição dos movimentos da mandíbula). Os tumores benignos são geralmente indolores. [59]

Caraterísticas radiográficas

Os tumores condilares provocam um aumento do côndilo que, frequentemente, tem um contorno irregular. Podem apresentar-se radiograficamente como uma massa nodular bem definida que se estende a partir da cabeça do côndilo, ao contrário da hiperplasia, em que há um alargamento uniforme da cabeça do côndilo.[58] Outra caraterística distinta entre os dois é que a hiperplasia ocorre geralmente como uma lesão reactiva ao trauma, enquanto os tumores benignos surgem espontaneamente. Figura (52)

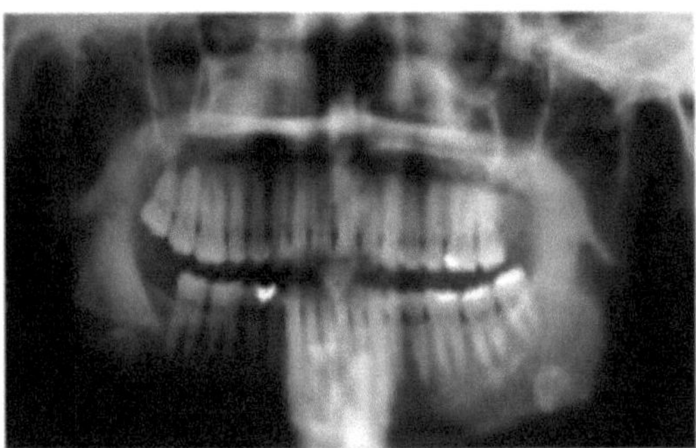

Figura 52: Ortopantomografia mostrando aumento uniforme da cabeça do côndilo no lado direito [36]

Pode haver uma diminuição da densidade trabecular devido à destruição óssea ou um aumento da densidade devido a osso novo e anormal formado pelo tumor.

Um osteoma ou osteocondroma aparece como uma massa radiopaca irregular, frequentemente pedunculada, ligada ao côndilo ou a crescer a partir dele. Os osteocondromas são tumores benignos que, na maioria das vezes, se estendem a partir da superfície anterior do côndilo, perto da fixação do músculo pterigoide lateral. Estes crescimentos ósseos têm normalmente uma capa cartilaginosa. Para os diferenciar dos osteomas, é importante notar que o osso esponjoso interno do côndilo é contínuo com a estrutura interna do osteocondroma, como se mostra na Figura (52)

A histiocitose de Langerhans cria defeitos radiolúcidos bem definidos no interior do osso e pode ser observada uma reação periosteal laminada ao longo das corticais adjacentes. Os osteoblastomas manifestam-se com padrões radiolucentes e radiopacos mistos. Uma vez que os tumores benignos podem interferir com a função normal da articulação, pode observar-se uma remodelação óssea secundária ou alterações degenerativas na articulação afetada.[60]

Os tumores do processo coronoide também podem afetar a função da ATM, o que enfatiza a necessidade de imagiologia e avaliação do processo coronoide quando se avaliam as anomalias articulares 32

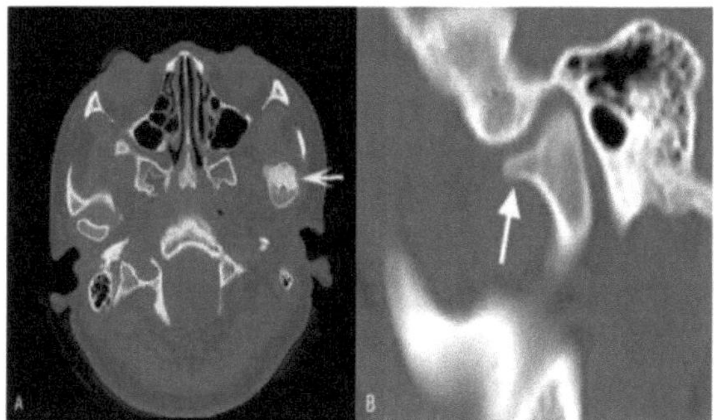

Figura 53: A, Imagem axial de TC com algoritmo ósseo de um osteocondroma que se estende da superfície anterior da cabeça do côndilo esquerdo (seta). B, Reformatação sagital de TC de um caso diferente; o aspeto interno do osteocondroma (seta) é contínuo com a porção esponjosa da cabeça do côndilo.[19]

Tumores malignos

Os condrossarcomas representam cerca de 1-3% dos sarcomas que afectam os ossos faciais e os maxilares. Os tumores de baixo grau têm um excelente prognóstico (no entanto, são comuns taxas de recorrência elevadas), enquanto os tumores de alto grau podem metastizar através dos vasos linfáticos. Muitos dos doentes queixam-se de um inchaço de crescimento rápido (na região pré-auricular) e de dor, diminuição da audição e restrição da abertura da boca [56]

O condrossarcoma sinovial (CS) pode geralmente ter origem primária na sinóvia ou secundária numa condromatose sinovial já existente. O SC apresenta-se como uma massa de tecido mole que resulta em disfunção e dor da ATM. As radiografias revelam aglomerados de calcificações que ocorrem numa massa de tecido mole. As superfícies articulares podem apresentar erosão. Ocasionalmente, o espaço articular pode apresentar nódulos cartilaginosos livremente dispostos. As caraterísticas clínicas incluem dor ligeira, má oclusão e restrição da abertura da boca e de outros movimentos mandibulares. As radiografias revelam uma destruição extensa do osso. As metástases para os pulmões são comuns [36]

Caraterísticas radiográficas

Os tumores malignos primários e metastáticos da ATM apresentam-se como um grau variável de destruição óssea com margens irregulares e mal definidas. A maioria não apresenta formação óssea tumoral, com exceção do sarcoma osteogénico. O condrossarcoma pode aparecer como uma lesão destrutiva indistinta e essencialmente radiolúcida do côndilo, com calcificações discretas dos tecidos moles circundantes que podem simular o aspeto dos corpos livres articulares observados na condrocalcinose ou pseudogota, conforme ilustrado na Figura (54). No caso de tumores metastáticos, o aspeto radiográfico é normalmente uma destruição condilar inespecífica (com algumas excepções, como o carcinoma da próstata metastático) e não indica o local de origem, como se mostra na Figura (55). A TC é a modalidade de imagem de eleição para visualizar o envolvimento ósseo e a RM é útil para mostrar a extensão do envolvimento nos tecidos moles circundantes. [19]

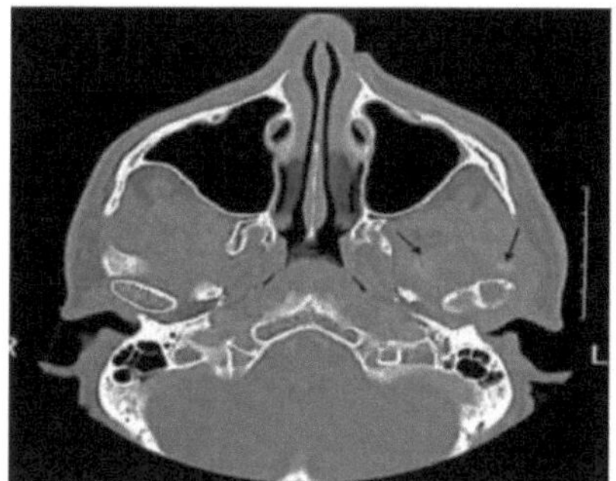

Figura 54: Condrossarcoma (TC, secção axial, algoritmo ósseo). Está presente uma lesão destrutiva radiolucente na cabeça do côndilo esquerdo e são visíveis radiopacidades ténues (calcificações de tecidos moles) antes da cabeça do côndilo (setas). [19]

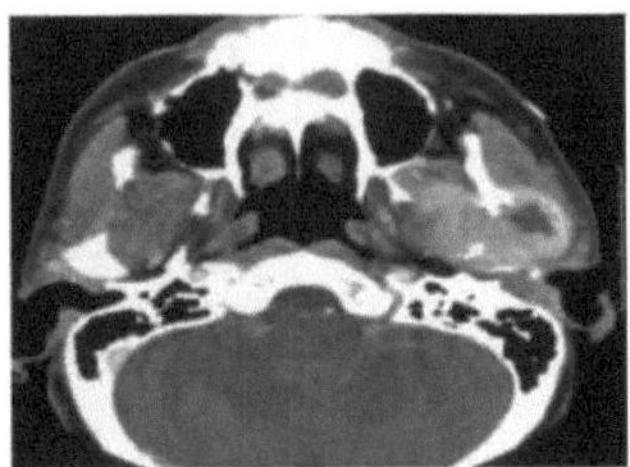

Figura 55: Imagem axial de TC, algoritmo de tecidos moles, de uma lesão metastática de um carcinoma da glândula tiroide que destruiu todo o côndilo mandibular esquerdo.

Conclusão

A articulação temporomandibular (ATM) é uma estrutura complexa vital para várias funções como a mastigação, a fala e as expressões faciais. A sua anatomia engloba a articulação entre o osso temporal e a mandíbula, facilitada por uma combinação de ligamentos, músculos e um disco cartilaginoso.

A compreensão da anatomia da ATM é crucial para o diagnóstico e tratamento de perturbações que afectam a sua função. Com a sua estrutura e biomecânica únicas, a ATM realça as complexidades do corpo humano e a importância das abordagens interdisciplinares em medicina e medicina dentária.

Embora o exame clínico seja o passo mais importante no diagnóstico das perturbações da ATM, a imagiologia desempenha um papel fundamental na avaliação e tratamento das perturbações da articulação temporomandibular (ATM).

- Várias modalidades de imagiologia, como a radiografia panorâmica, a tomografia computorizada (TC), a ressonância magnética (RM) e a tomografia computorizada de feixe cónico (TCFC), oferecem informações valiosas sobre a anatomia, a patologia e a biomecânica do complexo da ATM. É muito comum obter uma imagem da articulação quando há bloqueio, dor e sons articulares.

- Estas técnicas de imagiologia ajudam no diagnóstico exato das perturbações da ATM, visualizando as estruturas ósseas, os tecidos moles e a morfologia do disco articular. Além disso, as modalidades avançadas de imagiologia, como a RM, fornecem informações dinâmicas sobre a função da articulação e ajudam no planeamento do tratamento, identificando anomalias estruturais e orientando as intervenções terapêuticas. Ao integrar os resultados imagiológicos com a avaliação clínica, o médico pode formular estratégias de gestão abrangentes adaptadas às necessidades individuais do doente, melhorando, em última análise, os resultados e reforçando os cuidados prestados ao doente no domínio das perturbações da ATM.

No entanto, o médico deve decidir corretamente quais os doentes que necessitam de técnicas de imagiologia especiais, dependendo do exame clínico, da quantidade de informação de diagnóstico disponível a partir de uma determinada modalidade de imagiologia, do custo do exame e da dose de radiação.

Um aspeto importante a ter em conta na imagiologia da ATM é a interpretação da função articular, que pode ser conseguida comparando o côndilo na posição de boca fechada e aberta.

Bibliografia

1. Alomar,X, MD, J. Medrano, MD,t J. Cabratosa, MD et .al. Anatomia da articulação temporomandibular Semin Ultrasound CT MR.2007 ;28(3):170-83.
2. Dr. Rhea Reji John Diagnóstico por imagem da articulação temporomandibular: Uma revisão do International Journal of Applied Dental Sciences 2020; 6(1): 157-160
3. Emma L. Lewis, BDS, MBBS*, M. Franklin Dolwick, DMD, PhD, Shelly Abramowicz, DMD, Stephanie L. Reeder, DMD Contemporary Imaging of the Temporomandibular Joint Dent Clin N Am 2008: 875-890
4. David L. Stocum1 & W. Eugene Roberts; Parte I: Desenvolvimento e Fisiologia da Articulação Temporomandibular; Current Osteoporosis Reports;2018; .
5. J. R. Merida-Velasco,J.F. Rodri Guez-Vazqez -Montesinos et.al., Development of the Human Temporomandibular Joint THE ANATOMICAL RECORD 1999; 255:2033.
6. Jochen Fangha "nela, Tomasz Gedrangeb Sobre o desenvolvimento, a morfologia e a função da articulação temporomandibular à luz do sistema orofacial Anat 2007; 189:314-319.
7. Inderbir Singh's: Human Embryology; Jaypee The Health Sciences; edição de 2019 11th .
8. Darpan Bhargava Distúrbios da articulação temporomandibular Princípios e práticas actuais ; Springer 2021.
9. Balaji SI.Livro de texto de ortodontia a arte e a ciência. Arya Medi Publishing House Ltd.;2018 9th edition.
10. Bender ME, Lipin RB, Goudy SL. Desenvolvimento da articulação temporomandibular pediátrica. Oral Maxillofac Surg Clin North Am. 2018;30(1):1-9.
11. BD Chaurasia's Human Anatomy Regional and Applied Dissection and Clinical - CBS Publishers ;2006 :4th edition.

12. Susan Standring Gray's Anatomy - A Base Anatómica da Prática Clínica - ELSEVIER; 2016 ;41th edition.
13. Ankit Garg e Grant Townsend Variação anatómica do ligamento esfenomandibular AUSTRALIAN ENDODONTIC JOURNAL2001: 27;
14. Sam Bennett e Grant Townsend Distribuição do nervo milo-hióideo: Variabilidade Anatómica e Implicações Clínicas AUSTRALIAN ENDODONTIC JOURNAL 2001 : 27: 3 .
15. Beukes, J., Reyneke, J.P. and Becker, P.J. Medial pterygoid muscle and stylomandibular ligament: the effects on postperative stability. Revista internacional de cirurgia oral e maxilofacial, 2013: 42(1).43-48.
16. Khoury, J.N., Mihailidis, S., Ghabriel, M. e Townsend, G. Anatomia aplicada do espaço pterigomandibular: melhorando o sucesso dos bloqueios do nervo alveolar inferior. Australian Dental Journal,2011; 56(2),112-121.
17. Bruno Bordoni; Mateus Varacallo. Anatomia, cabeça e pescoço, articulação temporomandibular StatPearls Publishing; 2019 -6;2-9
18. Iwona M. Tomaszewska, Matthew J. Graves, Marcin Lipski, Jerzy A. Walocha Anatomy and Variations of the Pterygomandibular Space; ISBN : 978-3-319
19. Stuart C. White, DDS, PhD, Michael J. PHAROAH, DDS, MSc, FRCD(C) ORAL RADIOLOGY: Principles and Interpretation; Elsevier, 2004; 5ª Edição.
20. Freny R Karjodkar Essentials of Oral and Maxillofacial Radiology ; Jaypee Publications;2014.
21. Langendoen, J., Müller, J. e Jull, G.A. Tecido retrodiscal da articulação temporomandibular: anatomia clínica e seu papel no diagnóstico e tratamento de artropatias. Terapia manual, 1997; 2(4),191-198.
22. Blaschke, D.D. e Blaschke, T.J.Um método para determinar quantitativamente as relações ósseas da articulação temporomandibular. Journal of dental research, 1981: 60(1).35-43.
23. Brooks SL, Brand JW, Gibbs SJ, Hollender L, Lurie AG, Omnell KA,

et.al.Imagiologia da articulação temporomandibular: um documento de posição da Academia Americana de Radiologia Oral e Maxilofacial. Oral Surg Oral Med Oral Pathol Oral Radiol Endod .1997;83 (5):609-618.

24.Bertram S, Rudisch A, Innerhofer K, Pümpel E, Grubwieser G, Emshoff R. Diagnosticando o desarranjo interno da ATM e a osteoartrite com ressonância magnética. J Am Dent Assoc .2001:132:753-761.

25.Helms CA, Kaplan P. Diagnóstico por imagem da articulação temporomandibular: recomendações para a utilização das várias técnicas. AJR Am J Roentgenol.1990; 154:319-322

26.Drace JE, Enzmann DR Definição da articulação temporomandibular normal: imagens de RM de boca fechada, parcialmente aberta e aberta de indivíduos assintomáticos. Radiologia1990:177:67- 71

27.Gibbs SJ, Simmons HC. 3º Protocolo para ressonância magnética das articulações temporomandibulares. Cranio.1998:16(4):236-241 .

28.Larheim TA. Tendências actuais na imagiologia da articulação temporomandibular. Oral Surg Oral Med Oral Pathol Oral Radiol Endod1995;.80(5):555-576 .

29.Daniel Talmaceanu, Lavinia Manuela Lenghel et.al., Modalidades de imagem para distúrbios da articulação temporomandibular: uma atualização; Clujul Med.2018; 91(3): 280-287.

30.Maffe MF, Heffez L, Campos M, Backus P, Kahen HL, Langer BG Articulação temporomandibular: papel do artrograma sagital direto com contraste de ar por TC e RM. Otorynogol Clin North Am.1988;21:575-588.

31.Paknahad M, Shahidi S, Iranpour S, Mirhadi S, Paknahad M. Avaliação Tomográfica Computorizada de Feixe Cónico da Posição Condilar Mandibular em Pacientes com Disfunção da Articulação Temporomandibular e em Indivíduos Saudáveis. Int J Dent. 2015:30(1);796

32.Obwegeser HL, Makek MS. Hiperplasia hemimandibular - alongamento hemimandibular. J Maxillofac Surg.1986;14(4):183-208 .

33.Bag, A.K., Gaddikeri, S., Singhal, A., Hardin, S., Tran, B.D., Medina, J.A. e Cure J.K. Imagiologia da articulação temporomandibular: Uma atualização. Revista Mundial de Radiologia, 2014;6(8),56-58.

34.Posnick JC. Padrões de crescimento do excesso mandibular assimétrico. In: Duncan L, (editor). Orthognathic Surgery: Principles and Practice. Missouri: Elsevier.2014; 807-65Baragar, F.A. and Osborn, J.W. A model relating patterns of human jaw movement to biomechanical constraints. Journal of Biomechanics, 1984: 17(10),757-767.

35.Gelada K, Halli R, Hebbale M, Mograwala H, Sethi S, Patil VS. Hiperplasia condilar unilateral: um relato de caso. 2018: 3: 1524.

36.Ravikiran Ongole e B.N Praveen. Livro de texto de medicina oral, diagnóstico oral e radiologia oral. Segunda edição. Elsevier, uma divisão da Reed Elsevier India Private Limited. 2013:33,260-261

37.Katzberg, R.W., Westesson, P.L., Tallents, R.H., Anderson, R., Kurita, K., Manzione Jr, J.V. e Totterman, S. Articulação temporomandibular: Avaliação por RM dos deslocamentos rotacionais e laterais do disco. Radiologia, 1998; 169(3),741 - 748

38.Bedran, L.M. and Santos, A.A.S.M.D.D .Alterações na anatomia da articulação temporomandibular, alterações na translação condilar e sua relação com o deslocamento do disco: estudo por ressonância magnética. Radiologia Brasileira, 2019: 52:85-91.

39.Hylander, W.L. Anatomia funcional e biomecânica do aparelho mastigatório. Desordens temporomandibulares: uma abordagem comprovada ao diagnóstico e tratamento. New York: Quintessence Pub Co,2006;.3-34.

40.Bennett, S. e Townsend, G . Distribuição do nervo milo-hióideo: variabilidade anatómica e implicações clínicas. Australian Endodontic Journal,2001: 27(3), 109

1 11.

41.Beukes, J., Reyneke, J.P. and Becker, P.J. Medial pterygoid muscle and stylomandibular ligament: the effects on postperative stability. Revista internacional de cirurgia oral e maxilofacial, 2013: 42(1).43-48.

42. Ozawa S, Boering G, Kawata T, Tanimoto K, Tanne K. Reconsideração da posição condilar da ATM durante o desarranjo interno: comparação entre a posição condilar no tomograma e o grau de deslocação do disco na RM. 1999 Cranio.17(2):93-100 .
43. Caruso S, Storti E, Nota A, Ehsani S, Gatto R. Anatomia da articulação temporomandibular avaliada por imagens de TCFC. Biomed Res Int.2017:29(1)53.-69
44. Christo, J.E., Bennett, S., Wilkinson, T.M. e Townsend, G.C.Discal attachments of the human temporomandibular joint. Australian Dental Journal,2005: 50(3).152160.
45. Fukui, T., Tsuruta, M., Murata, K., Wakimoto, Y., Tokiwa, H. e Kuwahara, Y.Correlação entre a morfologia facial, a capacidade de abertura da boca e o movimento condilar durante os movimentos de abertura e fechamento da mandíbula em mulheres adultas com oclusão normal. TheEuropean Journal of Orthodontics,2002: 24(4),327-336.
46. Garg, A. e Townsend, G. Variação anatómica do ligamento esfenomandibular. Australian Endodontic Journal, 2001: 27(1).22-24.
47. Hintze H, Wiese M, Wenzel A. TC de feixe cónico e tomografia convencional para a deteção de alterações morfológicas da articulação temporomandibular. DentomaxillofacRadiol.2007;36:192-197
48. Hirata FH, Guimarães AS, Oliveira JX, Moreira CR, Ferreira ET, Cavalcanti MG.Avaliação da morfologia da eminência articular da ATM e dos padrões do disco em pacientes com deslocamento discal na ressonância magnética. Braz Oral Res.2007;21(3):265-271.
49. K. Yamada, I. Saito, K. Hanada, T. Hayashi (2004) Observação de três casos de osteoartrite da articulação temporomandibular e da morfologia mandibular durante a adolescência através de TC helicoidal, J Oral Rehabil,2004; 31,298- 305.
50. Krishnamoorthy, B., Mamatha, N.S. and Kumar, V.A. TMJ imaging by CBCT: Current scenario. Anais de cirurgia maxilofacial, 2013; 3(1), 80.

51. Mohammed H. Samandani, Milad E. Shalamzari,Maryam Ghazizadeh e H. Navaei .Coronoid yperplasia (Jacob's Disease) as a are Cause of estricted Mouth pening: a Case Report, Dental Hypothesis 2020;11(2),62-68
52. Paknahad M, Shahidi S. Associação entre a posição condilar mandibular e o índice de disfunção clínica. J Craniomaxillofac Surg2015;.43(4):432-436 .
53. R. Validade dos critérios de diagnóstico clínico para as perturbações temporomandibulares: diagnóstico clínico versus diagnóstico por ressonância magnética do desarranjo interno da articulação temporomandibular e da osteoartrose Oral Surg Oral Med Oral Pathol Oral Radiol Endod, 2001; 91, . 50-55.
54. Pullinger AG, Hollender L, Solberg WK, Petersson . Um estudo tomográfico da posição do côndilo mandibular numa população assintomática. J Prosthet Dent.1985;53:706-713.
55. R. Al-Sadhan: A relação entre a osteoartrite da ATM e a oclusão com suporte inadequado Egito Dent J, 2008; 54: 47-54
56. Roberts W.E. e Stocum D. Regeneração, degeneração e adaptação da articulação temporomandibular (ATM), Current Osteoporosis Reports,2018;16(1),1-11
57. S.B. Milam (2005) Pathogenesis of degenerative temporomandibular joint arthritides Odontology,2005; 93: 7- 15.
58. Sano T, Westesson PL, Larheim TA, Takagi R.(2000) The association of temporomandibular joint pain with anormal bone marrow in the mandibular condyle.J Oral MaxillofacSurg2000:58:254-257.
59. Shaffer, S.M., Brismée, J.M., Sizer, P.S. e Courtney, C.A. Desordens temporomandibulares. Parte 1: anatomia e exame/diagnóstico. Journal of manual & manipulative therapy, 2014;22(1),2-12.
60. Sinha VP, Pradhan H, Gupta H, Mohammad S, Singh RK, Mehrotra D. Eficácia das radiografias simples, da tomografia computorizada, da ressonância magnética e da ultrassonografia nas perturbações da

articulação temporomandibular. Natl J Maxillofac Surg2012;.3(1):2-9 .

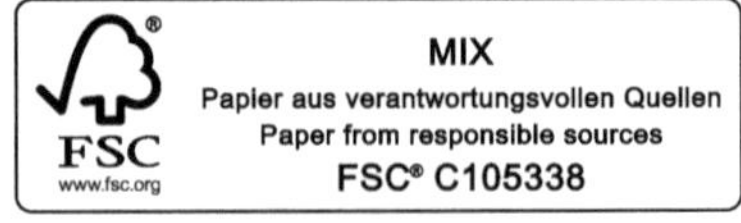

Printed by Books on Demand GmbH, Norderstedt / Germany